护理基本技能

主编 蔡华娟 马小琴

U0211157

HULI

JIBEN

JINENG

ZHEJIANG UNIVERSITY PRESS
浙江大学出版社

图书在版编目(CIP)数据

护理基本技能 / 蔡华娟,马小琴主编. —杭州 :
浙江大学出版社,2020.5
ISBN 978-7-308-20170-4

Ⅰ. ①护··· Ⅱ. ①蔡··· ②马··· Ⅲ. ①护理学 Ⅳ.
①R47

中国版本图书馆 CIP 数据核字(2020)第 068749 号

护理基本技能

蔡华娟 马小琴 主编

责任编辑	秦 瑕	
责任校对	徐 霞	
封面设计	周 灵	
出版发行	浙江大学出版社	
	(杭州市天目山路 148 号　邮政编码 310007)	
	(网址:http://www.zjupress.com)	
排　　版	杭州朝曦图文设计有限公司	
印　　刷	嘉兴华源印刷厂	
开　　本	787mm×1092mm　1/16	
印　　张	12	
字　　数	307 千	
版 印 次	2020 年 5 月第 1 版　2020 年 5 月第 1 次印刷	
书　　号	ISBN 978-7-308-20170-4	
定　　价	36.00 元	

编委会

前　言

为适应现代社会对护理学专业人才的需求,浙江中医药大学护理学院教师团队秉承"博学、博爱、精诚、精进"的院训,坚持"以学生为中心,以人为本"的教学理念,不断开展护理学实验教学课程改革。浙江中医药大学护理学院教师以"234"立体式护理实践教学体系为框架,从课程设置、教材编写、教学手段、评价体系等方面进行不断创新,注重学生临床思维能力训练,夯实理论基础,重视临床综合实践能力的培养,在总结多年教学经验和相关教学改革成果的基础上,编写完成了《护理基本技能》新形态教材,为我国高等护理教育高素质护理人才培养提供新方法。

本书的编写是以高等护理教育人才的培养为目标,以卫生部"十三五"规划教材《护理学基础》(人卫版)为蓝本的。内容包括以满足患者基本需要的护理基本技能30余项和以入院、转科、出院情景模拟的综合性实验,体现循序渐进的教学规律,突出护理操作技术的实用性、普遍性、规范性和灵活性。

本书编写按照"实用为本、适度拓展"的要求,坚持"贴近临床、关注需求、注重实践、突出特色"的基本原则,突出"以人为本"的护理理念,以案例导入引出操作项目,编写体例按照学习目标(能力、知识和情感目标)、实验目的、实验准备(护士、环境、用物准备)、实验程序、注意事项、综合评价、课后思考等为主线,并附有操作项目考核评分表、相关知识拓展和思考题等。本书通过案例分析、课堂互动,激发学生探索知识的兴趣,启迪学生智慧,提高学生的学习能力;通过操作前的解释、操作后的指导,强化学生的人际沟通能力及人文关怀精神;通过科学、客观的操作项目考核评分表及相关知识思考评价学生的学习效果。

本书适用于高等护理学专业学生实验教学,也可作为临床新护士技能培训教学用书。参与本书编写的人员具有多年的护理教学经验和临床护理实践经历,编写过程中参考和借鉴了有关教材和文献资料,得到社会人士的支持,在此一并表示衷心的感谢!

限于编者的能力和水平,难免有不足之处,敬请广大师生、同行提出宝贵意见。

编写组

2020 年 1 月

目　录

第一章　铺床技术

学习目标

1. **能力目标**　能根据患者的不同情况,熟练为其准备合适的床单位,动作轻巧、稳重、服务效果良好。

2. **知识目标**　能说出各种铺床法的目的及注意事项,并比较各种铺床法的异同。

3. **情感目标**　能认真进行铺床操作,操作规范,条理清晰。

患者床单位是指医院提供给患者使用的家具与设备,是患者在住院期间用以接受治疗、休息、睡眠、进食、排泄、活动等最基本的生活单位。患者床单位的设备与管理应以患者的安全、舒适、有利于康复和治疗护理为前提。护士应能根据患者的需要,为患者准备其所需要的床单位。

第一节　铺备用床

案例导入

李先生,46 岁,公司职员。2h 前突然出现腹痛,以右下腹为主,门诊以急性阑尾炎收治入院。作为病房护士,请为李先生准备一张备用床(图 1-1)。

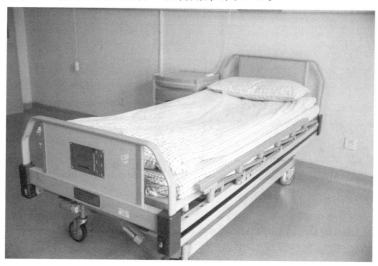

图 1-1　备用床

实验目的

1. 保持病室整洁、美观。

2. 准备迎接新患者。

实验程序

一、评估

1. 评估环境 病室环境清洁、宽敞明亮,病室内是否有患者在进行治疗或用餐。

2. 评估床单位 病床及床垫是否完好、安全,床旁设施是否齐全。

二、计划

1. 护士准备 保持衣帽整洁,洗手,戴口罩。

2. 用物准备 床、床垫、床褥、大单、被套、棉胎或毛毯、枕套、枕芯,用物叠放正确。

3. 环境准备 病室内无患者在进行治疗或用餐,病室环境清洁、通风良好。

三、实施

1. 备好床及用物 按使用顺序备齐用物携至床旁。

2. 移开床旁桌、椅 移床旁桌离床约20cm,移床旁椅至床尾正中,距床尾约15cm,将用物放于椅子上(或治疗车上)。

3. 检查床垫(必要时铺床褥) 检查床垫,必要时翻转床垫(或铺床褥于床垫上),上缘靠床头。避免床垫局部因长时间受压而凹陷,使患者舒适。

4. 铺大单 取大单放于床垫上,大单的横、纵中线分别与床的横、纵中线对齐,向床头、床尾由近侧至对侧展开,正面向上。先铺近侧床头:一手托起床垫,一手伸过床头中线,将大单包塞于床垫下。在距床头约30cm处,向上提起大单边缘,使其同床沿垂直,呈三角形状(图1-2A);以床沿为界,将三角形分为两半,分次塞入床垫下(图1-2B、图1-2C)。至床尾拉紧大单,同法铺好床角。拉紧床沿中段大单,双手掌心向上,将大单平塞于床垫下;转至对侧,同法铺好对侧大单。

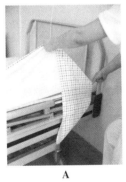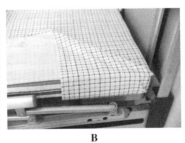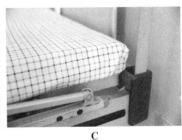

| A | B | C |

图1-2 铺床脚法

铺床时亦可用床垫罩代替大单,即将布制床垫罩从床头套向床尾,操作简便,节力省时,目前临床应用较多。

5. 铺盖被

(1)被套式(S式):①将折叠好的被套齐床头放置,开口端向床尾,被套中线与床中线对齐,正面向外平铺于床上;②打开被套开口端上层约1/3,便于棉胎或毛毯放入被套内,取折好的棉胎或毛毯置于被套内,底边与被套开口端平齐;③拉棉胎(或毛毯)的上缘至被套封口处,再将棉胎(或毛毯)向两边展开,与被套两侧边沿平齐,对好两上角,被头与床头平齐,至床尾逐层拉平被套和棉胎(或毛毯),系带;④将盖被边缘向内折叠与床沿平齐,折成被筒,尾端折于床垫下或内折与床尾齐。

(2)被单式:①铺衬单:将衬单中线与床中线对齐反铺于床上,床头端反折 25cm 与床头齐,床尾按大单铺法包折好床角;②铺棉胎(或毛毯):将棉胎或毛毯平铺于衬单上,上缘与床头平齐,再将衬单反折部分盖住床头端棉胎(或毛毯),床尾部分按大单铺法包折好床角;③铺罩单:大单正面向上,对齐中线平铺于棉胎(或毛毯)上,上端反折 15cm 与床头平齐,床尾部分折成 45°斜角垂于床边,转至对侧同法铺好衬单、棉胎或毛毯、罩单。

6. 套枕套 于床尾处套枕套,拍松枕芯置于床头,开口背门。

7. 整理用物 将床旁桌、床旁椅放回原处。

8. 洗手 按七步洗手法洗手。

四、综合评价

1. **操作要求** 采用节力原则,动作协调、连续、美观。

2. **实验要求** 大单平整,中缝对齐床的中线,四角平整、紧扎。被套平整,中缝对齐床的中线,棉胎 S 形放入被套内。枕头四角充实,开口应背向病房门放置。

3. **时间要求** 6min 内完成。

注意事项

1. **避免交叉感染** 铺床前后护士应洗手;拆除床上用物时,动作轻、稳,避免尘埃飞扬;拆下的床上用物应放入污物袋内,不可放于地面或接触自身的护士服;病室内有医生查房、患者进餐或接受治疗时应暂停铺床。

2. **注意节力原则** 操作者双脚前后或左右分开,扩大支撑面;身体尽量靠近床旁,上身保持直立;两膝稍屈,降低重心,以增加身体的稳定性;动作平稳有节律,无虚动作。

3. **遵循铺床原则** 按床头—床尾—床中段的顺序铺大单,先近侧,后对侧;尽量减少多余走动。

第二节 铺暂空床

案例导入

王大爷,76 岁,患慢性支气管炎收治入院。早上医生查房后医嘱做胸部 X 线检查。李护士接到放射科的电话,让王大爷马上去放射科拍片。她来到王大爷的床旁,向大爷解释拍片的目的及注意事项,并联系了护工送大爷到放射科接受检查。王大爷离开后,李护士为王大爷准备好暂空床(图 1-3)。

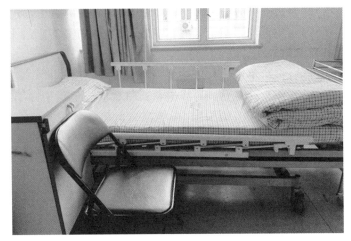

图 1-3　暂空床

实验目的

1. 保持病室整洁。
2. 供新入院患者或暂时离床患者使用。

实验程序

一、评估

1. 评估环境　病室环境清洁、宽敞明亮,病室内是否有患者进行治疗或用餐。
2. 评估患者　患者是否能暂时离床活动或需外出检查。
3. 操作前解释　"王大爷,今天感觉还好吗? 今天上午医生查房时开了胸片检查,需要到放射科去拍片,我准备用轮椅送您去做检查,您看可以吗?""我帮您穿好衣服,以防受凉。""我现在去准备轮椅,然后送您去放射科接收检查,请您先休息一下,我马上过来。"

二、计划

1. 护士准备　衣帽整洁,洗手,戴口罩。
2. 用物准备　同备用床,必要时备橡胶单、中单(或一次性中单)。
3. 环境准备　病室内无患者在进行治疗或用餐,病室环境清洁、通风良好。

三、实施

1. 同备用床步骤 1～5。
2. 扇形折盖被　将备用床的盖被上端向内折 1/4,然后扇形三折于床尾,使之平齐。
3. 套枕套　同备用床步骤。
4. 移回床旁桌、椅。
5. 整理用物,洗手。

四、综合评价

1. 操作要求　动作节力、熟练。
2. 实验要求　盖被内外平整;病室及床单位整洁、美观;患者上、下床方便。

同铺备用床。

第三节 铺麻醉床

案例导入

汪女士,45岁,因胃溃疡收治入院。今天要接受胃大部切除术,邵护士是她的责任护士。她来到汪女士的床旁,为汪女士进行各项术前准备后,让护工小张护送汪女士去手术室。为迎接汪女士术后回病房,邵护士为其铺好麻醉床(图1-4)。

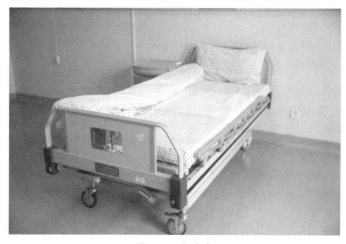

图1-4 麻醉床

实验目的

1. 便于接受和护理麻醉手术后患者。
2. 使患者安全、舒适,预防并发症。
3. 避免床上用物被污染,便于更换。

实验程序

一、评估

1. **评估患者** 患者的诊断、病情、手术及麻醉方式,术后需要的治疗或抢救用物等。

2. **评估环境** 供氧及负压吸引设备是否完好,病室环境是否清洁、明亮。病室内是否有患者治疗或用餐。

3. **操作前解释** "您好,能告诉我您叫什么名字吗?""我是汪某某。""汪女士您好,我是您的责任护士小邵,目前您的各项检查和准备都已经完成了,根据您的病情今天上午要进行手术,等会我将送您去手术室,到那里后手术室的护士会向您说明配合要点,您不要紧张。""等您去手术室后我将为您更换清洁的床单和被套,铺成麻醉床,以便于术后护理并使您感觉舒适、安全,您先休息,我去准备一下,有需要请及时呼叫我。"

二、计划

1. **护士准备**　保持衣帽整洁,洗手,戴口罩。

2. **用物准备**　①床上用物包括床、床垫、床褥、大单、被套、棉胎或毛毯、枕套、枕芯、一次性中单 1～2 个;②麻醉护理盘内备无菌巾内置开口器、压舌板、舌钳、通气导管、牙垫、治疗碗、无齿镊(平镊)、吸氧管、吸痰管、纱布和棉签,无菌巾外备血压计、听诊器、护理记录单和笔、治疗巾、弯盘、胶布、手电筒等;③另备输液架、吸痰器、氧气筒、胃肠减压器等,天冷时按需备毛毯等。

3. **环境准备**　病室内无患者进行治疗或用餐,环境清洁、明亮。

三、实施

1. 同备用床步骤 1～4。

2. **铺一次性中单**　根据患者的麻醉方式及手术部位,按需铺橡胶单和中单或一次性中单(目前临床多使用一次性中单)。将一次性中单对好中线,铺在床的中部,边缘平整塞于床垫下。如为颅脑手术者,齐床头铺另一张一次性中单,下端压在中部的一次性中单上,边缘平整塞于床垫下;如为下肢手术者,在床尾加铺一次性中单,下端压在中部的一次性中单上。转至对侧用同法铺好一次性中单。

3. **铺被套**　同备用床方法套好被套。盖被上端与床头平齐,两侧内折与床边缘对齐,被尾内折与床尾平齐。将盖被三折叠于一侧床边,开口向着门。

4. **套枕套**　套好枕套,并拍松枕芯。枕头横立于床头防止患者撞伤,开口背门。

5. **移回床旁桌、椅**　移回床旁桌,床旁椅放于接收患者对侧床尾。

6. **放麻醉护理盘**　将麻醉护理盘放置于床旁桌上,其他物品按需放置。

7. 整理用物,洗手。

8. **操作后指导**　"汪女士的家属,您好,为迎接汪女士术后安返,我们为她准备了麻醉床,为预防术后感染的发生,请保持床单位的清洁,不要坐到床上,也不要随意翻动我们为其准备的用物,谢谢您的支持。"

四、综合评价

1. **操作要求**　合理运用人体力学原理,动作节力、熟练。

2. **实验要求**　病床符合实用、舒适、安全的原则。术后患者的护理用物齐全,患者能得到及时的抢救和护理。

3. **时间要求**　8min 内完成。

注意事项

1. 同铺备用床 1～3。

2. **根据需要铺设中单**　第一张中单上端距床头 45～50cm,第二张中单齐床头放置或根据患者手术部位放置。

3. **备齐用物便于抢救**　护理术后患者的用物齐全,便于急救和护理时使用。

第四节　卧有患者更换床单

案例导入

朱大娘,78岁,因晚期肺癌收治入院。朱大娘感觉浑身乏力,早上一阵咳嗽时小便出来了。李护士为大娘进行晨间护理时,发现床单上有一大块尿渍,李护士耐心对大娘解释,并为其进行卧有患者更换床单(图1-5)。

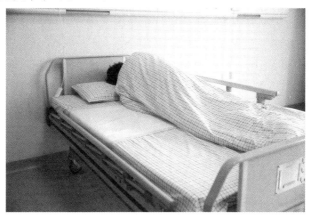

图1-5　卧有患者更换床单

实验目的

1. 保持患者的清洁,使患者感觉舒适。
2. 预防压疮等并发症的发生。
3. 保持病室整洁、美观。

实验程序

一、评估

1. **评估患者**　患者的病情、意识状态、自理程度、皮肤状态及合作程度等。

2. **评估环境**　病室内是否有患者在进行治疗或进餐。

3. **操作前解释**　"您好,能告诉我您的名字吗?""我是朱某某。""朱大妈,昨晚睡得好吗?""床单有点脏了,我帮您换一下吧,这样您躺着休息才舒服啊。""您先休息一下,我去准备用物,马上过来。"

二、计划

1. **护士准备**　保持衣帽整洁,洗手、戴口罩。

2. **用物准备**　大单、一次性中单、被套、枕套、床刷及床刷套,需要时备清洁衣裤、便盆、便盆巾。用物叠放正确。

3. **环境准备**　病室内无患者进行治疗或用餐,环境清洁、明亮。提供私密环境,必要时拉床帘或屏风遮挡。

三、实施

1. **核对解释** 核对患者,评估病室环境及患者病情,拉上床帘,向患者解释操作的目的、方法及配合注意事项。询问患者是否需要使用便器,需要时协助其床上排便。

2. **移床旁桌椅** 松开床尾端盖被。为方便操作,必要时放平床头或支架。

3. **放置管道** 根据患者情况,妥善放置各种引流管及输液管道等。

4. **翻身侧卧** 拉上对侧床栏,协助患者翻身侧卧,背向护士,枕头移向对侧,使患者卧位舒适、安全,观察患者反应。

5. **检查皮肤** 检查患者受压部位的皮肤有无发红及破损等。

6. **卷近侧污单** 松开近侧床单,卷一次性中单及大单于患者身下(图1-6),扫净床褥。

7. **铺近侧大单及中单** 铺清洁大单,上下端合适,对齐中线,将对侧清洁大单内卷至患者身下,近侧半幅按床头、床尾、中间的顺序,展平、拉紧塞于床垫下。铺一次性中单,将对侧半边内卷塞于患者身下,近侧半边拉平后塞于床垫下(图1-7)。

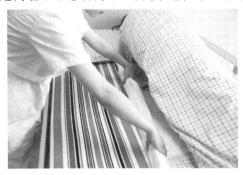

图1-6 卷近侧污单

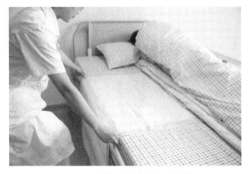

图1-7 铺近侧大单及中单

8. **拆污床单** 协助患者侧卧于铺好的一侧,面向护士,拉上近侧床栏。护士转至对侧,拉下床栏,将污大单及污中单放于护理车污衣袋内。

9. **铺对侧床单及中单** 扫净床上渣屑,依次将大单及一次性中单铺好,协助患者平卧,整理患者衣服,使其舒适。必要时检查各管道,妥善放置。

10. **换被套** 松开被套尾端系带,将棉胎在污被套内竖叠三折,按S形折叠于尾端,自开头端取出置于床尾。将清洁被套正面向上铺于床上,被套尾端打开1/3。将棉胎套入清洁被套内,展平。撤出污被套,放于护理车污衣袋内。按患者需要折被筒,床尾余下部分向内折。

11. **换枕套** 取下污枕套,置于污衣袋内,套好清洁枕套,将其放于患者对侧头部,一手托住患者头部,另一手将枕头置于患者头下。

12. **安置患者** 协助患者取舒适卧位。

13. **移回床旁桌、椅** 将床旁桌及床旁椅移回,拉开窗帘,必要时开窗通风。

14. **整理用物,洗手。**

15. **操作后指导** "朱大娘,床单、被套、枕套都已经帮您更换好了,现在感觉舒服多了吧。""您躺在床上也要多翻身活动,有任何需要可以打铃叫我,我会马上过来的。"

四、综合评价

1. **操作要求** 操作省时、节力、熟练。

2. **实验要求** 操作前评估患者情况,护患沟通有效,患者感觉安全、舒适、身心愉快,注意保暖。

　　3. 时间要求　12min 内完成。

注意事项

　　1. 同铺备用床 1～3。

　　2. 观察病情　操作过程中,注意与患者交流,询问患者有无不适,避免受凉,一旦发生病情变化,应立即停止操作。

　　3. 确保安全　操作中保证患者安全、舒适,必要时使用床挡,防止患者在变换体位时发生坠床。

　　4. 观察皮肤　每次翻身时应观察受压皮肤情况,必要时行皮肤护理。

思考题

　　1. 在实施铺床操作前,应如何进行环境评估?

　　2. 铺床过程中如何体现节力原则?

　　3. 如欲接待一脑外伤手术后患者,该如何铺设中单?

　　4. 铺麻醉床时,将枕头横立于床头的目的是什么?

　　5. 备用床和麻醉床的区别是什么?

　　6. 更换床单时如何保证患者的舒适、安全?

　　7. 如因医疗限制患者不能侧卧,应如何更换床单?

（蔡华娟）

第二章　运送患者技术

学习目标

1. 能力目标　能根据患者的具体情况,正确熟练执行轮椅运送和平车运送术,选择合适的运送方法,做到安全、高效、省时、节力。

2. 知识目标　能正确复述各种患者运送方法的目的及注意事项,能说出四人搬运法的适用对象。

3. 情感目标　在运送过程中保持耐心、细心、热情,使患者感觉舒适、安全。

凡不能自行移动的患者在入院、接受检查或治疗、出院时,均需要护理人员根据其病情选用不同的运送工具,如轮椅运送、平车运送或担架运送等。快速、安全的转运,能使患者得到进一步的救治,从而提高诊治成功率。在运送患者过程中,护理人员应正确运用人体力学原理,避免发生损伤,提高工作效率,减轻患者痛苦,并确保患者安全与舒适。

第一节　轮椅运送术

案例导入

章小姐,25 岁,公司职员。因连续高热 3d 以发热待查收治入院,今上午医生查房时建议胸部 X 线检查。责任护士小张为章小姐安排轮椅运送其前往放射科接受检查(图 2-1)。

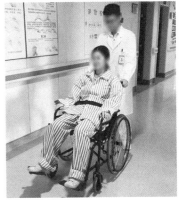

图 2-1　轮椅运送

实验目的

1. 护送不能行走但能坐起的患者进行入院、检查、治疗、出院以及室外活动等。

2. 帮助患者下床活动,促进其血液循环及体力恢复。

实验程序

一、评估

1. 评估患者　患者的一般情况,如病情、病变部位、躯体活动能力、体重等;患者的认知及合作程度等。

2. 评估轮椅　检查轮椅各部位的性能是否良好。

3. 操作前解释　"您好,我是护士小张,能告诉我您的名字吗?""我是章某某。""章小姐您好,为了明确诊断,刚才主管医生给您开了检查单,需要去放射科拍片检查,我打算用轮椅

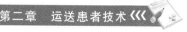

送您去放射科,您看可以吗?""您先休息,我去准备轮椅。"

二、计划

1. **护士准备**　保持衣帽整洁,修剪指甲,洗手,戴口罩。
2. **用物准备**　轮椅,酌情准备毛毯、别针、软枕等。
3. **环境准备**　移开障碍物,保证环境宽敞,便于转运。

三、实施

1. **检查用物**　检查轮椅性能是否良好,将轮椅推至床旁。
2. **核对解释**　核对患者床号、姓名、住院号,并向患者或家属解释,以取得配合。患者若带有导管,将各种导管及输液装置安置妥当。
3. **放置轮椅**　将轮椅背与床尾平齐,面向床头或呈45°,翻起脚踏板,扳下制动闸将轮椅制动。
4. **铺毛毯**　若需用毛毯保暖,将毛毯单层的两边平均直铺在轮椅上,使毛毯上端高过患者颈部15cm左右。
5. **协助患者上轮椅**

（1）协助下床:向患者充分说明后摇高床头,扶患者坐起(注意观察患者的反应,以免体位性低血压的发生),协助其坐于床缘,嘱患者以手掌撑在床面维持坐姿,协助其穿好衣服及鞋袜。嘱患者将双手置于护士两侧肩上,护士双手环抱患者腰部,协助其下床,注意询问患者感受,注意护患合作。

（2）上轮椅:下床后,协助患者转身背朝轮椅,嘱患者用一手扶住轮椅外侧把手,坐于轮椅中;或由护士环抱患者,协助其坐入椅中。注意观察患者反应,如有导管需妥善放置,防止导管滑脱。翻下脚踏板,协助患者将双脚置于脚踏板上。

（3）裹毛毯(天气寒冷时):将毛毯上端向外翻折10cm,围在患者颈部;将毛毯两侧围裹患者双臂,毛毯余下部分围裹住患者的上身、下肢和双足。

（4）整理床单位,铺成暂空床。

6. **运送**　观察并询问患者,确定无不适后,放松制动闸,推送患者至目的地。

7. **协助患者下轮椅**

（1）下轮椅:将轮椅推送至床尾,椅背与床尾平行或呈45°,拉上制动闸制动,翻起脚踏板,患者双脚踩于地面,松开毛毯。

（2）协助上床:如有导管需妥善处理。向患者充分说明后护士站于患者前,两腿分开屈膝屈髋,两手置于患者腰部,嘱患者将两手放于护士两侧肩上。注意与患者行为对应,协助患者站立并转身坐回床缘,协助其脱去鞋子和外衣。

（3）安置患者:协助患者取舒适卧位,盖好盖被,注意观察病情。

8. **整理用物**　将轮椅推还至存放处,必要时做好记录并签字。

9. **操作后指导**　"章小姐,您刚才配合得很好,现在需要等待检查结果,您先休息,有事请叫我。"

四、综合评价

1. **操作要求**　动作节力、熟练、轻稳、安全。
2. **实验要求**　护患沟通有效,体现人文关怀,患者感觉舒适、安全。

注意事项

1. 检查性能　操作前需检查轮椅性能,如车轮、椅座、脚踏板及制动闸功能等。
2. 注意保暖　寒冷季节注意保暖,以免受凉。
3. 观察病情,加强沟通　推轮椅速度宜慢,随时观察患者情况,如面色、神志,随时询问患者有无不适情况。
4. 行进途中,确保安全　推轮椅时,嘱患者双手扶握轮椅扶手,身体尽量靠后坐,勿向前倾或自行下轮椅。下坡时将轮椅倒转,护士在前,轮椅在后,缓慢倒退行进,确保患者安全。妥善处理好患者身上的导管,严防滑脱。

第二节　平车运送术

案例导入

沈先生,59岁,因冠心病收治入院。医嘱予以心导管介入治疗,梁护士准备用平车将沈先生运送至心导管室接受治疗。她叫来了工友老张和沈先生的家属,和他们商量如何将沈先生搬至平车上,并与沈先生交流,让他放松心情,不要试着用力,只要配合护士及家属的行动即可。

实验目的

运送不能起床的患者入院、检查、治疗、手术、出院等。

实验程序

一、评估

1. 评估患者　患者的一般情况,如年龄、病情、病损部位、躯体活动能力、体重等;评估患者的认知及合作程度等。
2. 评估平车　检查平车的性能是否良好。
3. 操作前解释　"您好,我是您的责任护士小梁,能告诉我您的名字吗?""我叫沈某某。""沈先生您好,您现在感觉如何?根据病情我们初步判断您可能是心脏方面的问题,为明确诊断我们需要给您进行心导管检查,等会我们用平车把您送至导管室。您不要紧张,我和工友老张以及您的家人一起送您过去,等会上平车的时候您不要用力,听我的指令就可以了。""现在您先休息一下,我去取平车,请稍等。"

二、计划

1. 护士准备　保持衣帽整洁,修剪指甲,洗手,戴口罩。
2. 用物准备　平车、带套的毛毯或棉被、枕头。如为骨折患者,应有木板垫于平车上,并将骨折部位固定稳妥;如为颈椎、腰椎骨折或病情较重者,应备有帆布中单或布中单,必要时备输液架、氧气小钢瓶等。
3. 环境准备　移开障碍物,保证环境宽敞,便于运送。

三、实施

1. **检查用物** 检查平车性能是否良好,将平车推至患者床旁。

2. **核对解释** 核对患者姓名、床号、住院号,向患者或家属说明转运的目的、方法和配合事项。

3. **安置管道** 按要求安置好患者身上的各类导管,避免导管脱落、受压或液体逆流。

4. **搬运患者** 根据患者的体重及病情,确定搬运方法。

(1)挪动法:适用于病情允许且能在床上自行协调配合的患者。①移开床旁桌、床旁椅,松开盖被,将平车推至床旁与床平行,大轮靠近床头,踩下制动开关将平车制动。②将毛毯或盖被的一半铺于平车上,另一半翻向护士侧,便于患者挪动。护士用身体抵住平车,协助患者以上半身—臀部—下肢的顺序向平车挪动,使患者躺卧舒适,盖上另一半盖被,露出头部,头部卧于大轮端。

(2)一人搬运法:适用于上肢活动自如,体重较轻的患者或者患儿。①移开床旁桌、床旁椅,松开盖被,将平车推至床旁,大轮靠近床尾,使平车与床尾成钝角,踩下刹车开关使平车制动。②护士一前臂自患者腋下伸到患者肩部外侧,另一前臂伸到患者大腿下。嘱患者(患儿)双手环抱于护士的颈后,护士抱起患者移步转身,将患者轻放于平车上,头部卧于大轮端,躺卧舒适,盖好盖被。

(3)二人搬运法:适用于病情较轻,但自己不能活动且体重较重的患者。①同一人搬运法①。②操作者二人站于患者同侧,协助患者将双手交叉放于胸前,屈膝。③护士甲一手抬住患者的头、颈、肩部,另一手抬住腰部;护士乙一手抬住患者臀部,另一手抬住患者的膝部及小腿(如操作者体力不均,一般体力强者抬患者上半身,体力弱者抬患者下半身)。由护士甲发出指令,两人同时发力,先将患者移至护士侧床旁,再使患者身体倾向于操作者,同时抬起患者,移步将患者放于平车上,头部卧于大轮端,协助患者卧位舒适,盖好盖被。

(4)三人搬运法:适用于病情较轻、不能活动且体重较重的患者。①同一人搬运法①。②操作者三人站于患者同侧,协助患者将双手交叉放于胸前,屈膝。③先将患者移至床边,护士甲托住患者的头、颈、肩及胸部;护士乙托住患者的背、腰、臀部;护士丙托住患者的膝及脚部。由护士甲发指令,三人同时发力,抬起患者,使患者身体稍向护士侧倾斜,同时移步将患者平稳放置于平车上,头部卧于大轮端,盖好盖被。

(5)四人搬运法:适用于颈椎、腰椎骨折或病情较重的患者。①同挪动法①～②。②在患者的腰、臀下铺布中单或帆布兜。③护士甲站于床头,卸下床头板,双手掌心向上插入患者颈肩部托住,前臂及肘部固定住患者的头部;护士乙站于床尾,托住患者双腿,护士丙、丁分别站于床及平车两侧,紧握中单四角,听从护士甲口令,四人同时发力抬起患者,平稳移步后将患者轻放于平车上,协助其卧位舒适,盖好盖被。(如为颈椎、腰椎骨折患者,在搬运时始终保持患者头、颈、躯干在一条直线上。)

5. **整理床单位** 铺成暂空床。

6. **运送** 松开平车制动闸,推送患者至目的地。

四、综合评价

1. **操作要求** 动作节力、熟练、轻稳。多人操作时配合默契、动作协调。

2. **实验要求** 注意观察患者病情,注重与患者的沟通,使其感觉舒适,确保安全。

注意事项

1. 注意检查性能　搬运前应检查平车的性能以确保安全。

2. 遵循节力原则　搬运过程中,注意遵循节力原则。搬运患者时动作轻稳,协调一致,确保患者舒适、安全。

3. 评估病情,妥善安置

(1)运送骨折患者时,先在平车上垫木板,注意骨折部位的固定。

(2)颅脑损伤、颌面部外伤患者,头部卧于健侧;昏迷患者,头转向一侧。

(3)稳妥固定患者身上的各种管道,避免脱落、受压或液体逆流,保持输液和引流管通畅。

4. 行进途中,保证安全　推行时,推行者应始终站于患者头侧便于观察患者;车速适宜,上下坡时,患者头部始终位于高处。如平车一端为小轮,则以大轮端为头端。进出门时应先将门打开,不可用车撞门,以免震动患者及损坏设施。

5. 注意保暖　根据季节变化,注意保暖,避免受凉。

思考题

1. 你知道临床还有哪些搬运患者的方法吗?

2. 如遇一外伤患者,具体伤情不详,搬运时应注意什么?

3. 在搬运途中,患者的引流管不慎滑脱,作为护士该如何处理?

（蔡华娟）

第三章 无菌隔离技术

学习目标

1. 能力目标 能正确实施洗手、手消毒、无菌技术、隔离技术。

2. 知识目标 能说出无菌技术操作原则及操作注意事项;能说出隔离原则,复述隔离的种类、护理措施,穿脱隔离衣的注意事项。

3. 情感目标 在护理工作中能坚守无菌观念,做到慎独;养成良好的自我防护意识,树立标准预防观念。

无菌和隔离技术是预防和控制医院感染的重要基础操作,作为医护人员必须具有严格的无菌观念和标准预防观念,正确熟练地进行无菌技术操作、隔离技术操作,以确保患者的安全,防止医源性感染。临床常用的无菌、隔离技术包括手卫生,无菌技术,穿、脱隔离衣等。

第一节 手卫生

医务人员需频繁接触患者,故医务人员的手经常直接或间接地接触污染物品,是医院感染中最重要的传播途径,若洗手和手的消毒工作执行不到位,则极易引起医院感染。因此医务人员洗手和手的消毒是防止医院感染的最有效措施之一。

【普通洗手】

案例导入

王护士今天上治疗班,她将为患者进行静脉输液操作,在准备药液前,王护士进行洗手操作。

实验目的

1. 清除手上污垢和大部分暂住菌。
2. 避免污染无菌物品和清洁物品。
3. 切断通过手传播感染的途径。

实验程序

一、评估

1. 评估环境 环境清洁、宽敞明亮,适宜进行操作。
2. 评估自身 手污染的程度,目前执行操作的种类和要求。

二、计划

1. 护士准备　保持衣帽整洁,修剪指甲,取下手表、手部饰物,卷袖过肘。
2. 用物准备　洗手池设备、清洁剂(肥皂或洗手液)、毛巾(干手器或纸巾)等。
3. 环境准备　环境清洁、宽敞明亮、安全干燥。

三、实施

1. 调节水流　打开感应式或脚踏式水龙头,调节适宜的水温和水流。
2. 湿润双手　湿润双手,关闭水龙头。
3. 取清洁剂　取适量清洁剂涂抹双手。
4. 揉搓双手　均匀涂抹手掌、手指、手背和指缝,按顺序揉搓双手、手腕及腕上10cm,每处至少揉搓15s,共3min。一般按"七步洗手法"顺序揉搓双手(图3-1):①掌心对掌心,两手并拢相互揉搓;②手心对手背,手指交错相互揉搓(两手交换);③掌心相对,手指交叉指缝相互揉搓;④弯曲手指各关节,在另一手掌心旋转揉搓(两手交换);⑤一手握另一手大拇指旋转揉搓(两手交换);⑥指尖并拢在掌心转动揉搓(两手交换);⑦一手握住另一手腕旋转揉搓手腕(两手交换)。

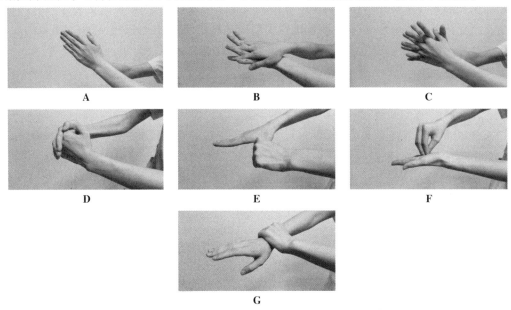

图 3-1　七步洗手法

5. 冲洗双手　打开水龙头,指尖朝下,彻底冲净双手。
6. 擦干双手　用纸巾包住水龙头将其关闭或用肘、脚关闭水龙头,用毛巾、纸巾擦干或用干手器烘干双手。

四、综合评价

1. 操作要求　无水流溅出洗手池,未污染周边环境。
2. 实验要求　洗手方法正确,手部冲洗干净,洗手后未检出致病性微生物,符合要求。
3. 时间要求　不少于3min。

注意事项

1. 操作程序正确　手的各个部位均洗到、冲净。注意指尖、指缝、拇指、指关节及皮肤皱褶等处,范围为双手、手腕及腕上 10cm。

2. 控制水流量　注意调节合适的水温、水流量,避免污染周边环境。

3. 不佩戴手部饰物　洗手时手部不佩戴戒指等饰物。

4. 避免沾湿衣物　洗手时身体应与洗手池保持一定的距离,以免工作服擦碰水池边缘或溅湿。

5. 一人一巾　擦手巾一人一用,用后消毒。

6. 时间要求　洗手不少于 3min。

【手的消毒】

案例导入

刘护士今晨为一传染病患者更换引流袋时不慎弄破了手套,患者的引流液沾染了刘护士的手,她立即进行手的消毒。

实验目的

1. 清除致病性微生物,预防感染与交叉感染。

2. 避免污染无菌物品或清洁物品。

实验程序

一、评估

1. 评估环境　环境清洁、宽敞明亮。

2. 评估自身　手污染的程度。

二、计划

1. 护士准备　保持衣帽整洁,修剪指甲,取下手表、饰物,卷袖过肘。

2. 用物准备　洗手池设备、手刷、皂液(或洗手液)及容器,擦手巾及相应容器或烘干器等。

3. 环境准备　环境清洁、宽敞明亮。

三、实施

1. 刷手法

(1)湿手:根据洗手池设备情况正确打开水龙头,调节水温和水流,湿润双手。关闭水龙头(感应式开关,手离开后则水流自行关闭);若为脚踏式开关,每次冲水后松开脚踏开关,水则关闭;若为长臂开关,可用肘部或手刷将水龙头及时关闭。

(2)取刷:拿取一只消毒手刷。

(3)蘸消毒液:蘸取适量消毒皂液或洗手液。

(4)按序刷洗:按前臂、腕部、手背、手掌、手指、指缝、指甲的顺序彻底刷洗,每只手刷 30s。

(5)流水冲净:将用后手刷置于规定容器内待消毒。打开水龙头,手指尖朝下,用流水冲净,关闭水龙头。

(6)再刷洗:更换手刷,蘸取消毒皂液,按上述顺序和时间要求再刷洗一遍。

(7)干手:用擦手巾自上而下擦干双手或干手器烘干双手。

2.涂擦法

(1)涂擦:直接用手取消毒液按七部洗手法依次涂擦双手。亦可用消毒过的小毛巾或纱布蘸取适量消毒液,从指尖涂抹至腕部的每个部位。

(2)干手:任其自然风干,或用擦手巾自上而下擦干双手,或用干手器烘干双手。

3.浸泡法

(1)浸泡:将双手完全浸泡在消毒液中,并在消毒液中按涂擦消毒法顺序互相揉搓2min。

(2)干手:任其自然风干,或用擦手巾自上而下擦干双手,或用干手器烘干双手。

在临床工作中,为防止医院交叉感染的发生,减少洗刷手的次数,医生、护士在接触不同患者时(如病房查房、集体注射、输液等)或操作治疗后,均按要求使用快速手消剂涂擦双手,进行手的消毒。

四、综合评价

1. **操作要求** 无水流溅出洗手池外,保持工作服干燥,未触碰池边。拿取手刷时,未触碰污染其他手刷。

2. **实验要求** 刷洗后,手部卫生学检测达标。

3. **时间要求** 刷洗时间不少于2min。

注意事项

1. **刷手规范** 刷手范围应超过被污染的范围。刷洗时间应不少于2min。

2. **避免污染** 拿取消毒手刷时,勿触碰其他手刷。

3. **避免沾湿衣物** 刷手时身体应与洗手池保持一定的距离,以免工作服或隔离衣触碰水池边缘或消毒盆。冲洗时,腕部应高于手部,使污水流向指尖,防止流入衣袖或打湿工作服。

第二节　无菌技术

案例导入

张爷爷,88岁,在家独居,10d前不慎滑倒致股骨颈骨折收治入院。入院检查时,李护士发现张爷爷尾骶部有一直径2cm×3cm的Ⅱ度压疮。李护士准备为其进行局部换药,她需要准备一套无菌的换药用物(图3-2、图3-3)和一副无菌手套。

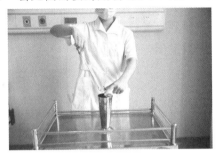
图3-2　卵圆钳

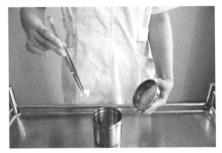
图3-3　无菌镊子

【无菌持物钳的使用】

实验目的

用于传递和取放无菌物品,保持无菌物品和(或)无菌区未被污染。

实验程序

一、评估

1. 评估环境　环境是否清洁、宽敞明亮,是否符合无菌操作要求。

2. 评估自身　衣帽整洁度、指甲修剪情况。

3. 操作前解释　"您好,能告诉我您叫什么名字吗?""我是张某某。""张爷爷,刚才入院检查时发现您尾骶部有一伤口,我需要给您换一下药,有利于创面的愈合。""我现在去准备一下用物,您休息一下,稍等。"

二、计划

1. 护士准备　保持衣帽整洁,修剪指甲,洗手,戴口罩。

2. 用物准备　三叉钳、卵圆钳或镊子、泡镊筒等。

3. 环境准备　环境清洁,宽敞明亮,定期消毒。

三、实施

1. 检查　检查无菌容器的名称、灭菌日期。

2. 开盖　充分打开浸泡无菌持物钳的容器盖,避免取放无菌持物钳时触碰容器边缘(图 3-4)。

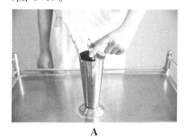
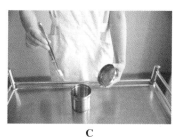

A　　　　　　　　　　　B　　　　　　　　　　　C

图 3-4　取无菌持物钳

3. 取钳　手持无菌持物钳上 1/3 处,闭合前端,将其移至容器中央,垂直取出,关闭容器盖。

4. 取物　夹取无菌物品时应始终保持钳端向下,以免液体倒流污染持物钳(干燥存放的除外)。

5. 放钳　使用后闭合钳端,打开容器盖将持物钳垂直放回容器内,打开关节,盖好容器盖。

四、综合评价

1. 操作要求　始终保持无菌观念,未跨越无菌区。

2. 实验要求　无菌持物钳操作方法正确,无污染。

注意事项

1. 保持无菌　无菌持物钳只用于夹取无菌物品。换药时,不可用无菌持物钳直接夹取凡士林纱条、换药、直接消毒皮肤,以防油性物质粘于钳端影响消毒效果。

2. 一物一筒 一个容器只能放置一把无菌持物钳或镊,以免在取用过程中相互碰撞造成污染。

3. 取放闭合 取出、放回时钳端闭合,不可触及容器边缘。

4. 规范使用 使用后立即放回,到远处使用时应连同容器一同搬移。

5. 定期消毒 容器及无菌持物钳应定期进行消毒,干性保存 6h 更换一次。怀疑有污染时,应立即更换,重新灭菌。

【无菌容器的使用】

无菌容器的使用见图 3-5。

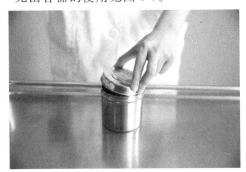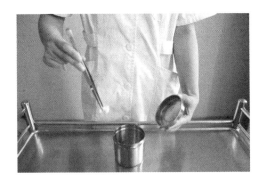

图 3-5 无菌容器的使用

实验目的

用于盛放无菌物品并保持其无菌状态。

实验程序

一、评估

1. 评估环境 环境是否清洁、宽敞明亮,是否适合无菌操作要求。

2. 评估自身 衣帽整洁度、指甲修剪情况。

二、计划

1. 护士准备 衣帽整洁,修剪指甲,洗手、戴口罩。

2. 用物准备 无菌罐、盘及贮槽等。

3. 环境准备 环境清洁、宽敞明亮、定期消毒。

三、实施

1. 检查 检查无菌容器的名称、灭菌日期、化学指示胶带颜色、密封度等。

2. 开盖 打开容器盖,平移离开容器上方,内面向上置于稳妥处或拿在手里。

3. 取钳 手持无菌持物钳上 1/3 处,闭合前端,将钳移至容器中央,垂直取出。

4. 取物 用无菌持物钳垂直从无菌容器内夹取无菌物品。

5. 盖盖 取出物品后,立即将容器盖盖严。

6. 放钳 用后闭合钳端,将无菌持物钳垂直放回容器内,盖好容器盖。

四、综合评价

1. 操作要求 保持无菌观念,不跨越无菌区。
2. 实验要求 无菌容器操作方法正确,无污染。

注意事项

1. 保持无菌 严格遵循无菌操作原则,在打开无菌容器盖时手指不可污染无菌容器的内面及边缘;取物时无菌持物钳不可触碰容器边缘。
2. 及时加盖 物品取出后,应及时加盖,以避免容器内的无菌物品在空气中暴露过久。
3. 取出勿放 从无菌容器内取出的无菌物品,即使未使用,也不可再放回无菌容器内。
4. 定时消毒 无菌容器应每周至少灭菌一次。

【无菌包的使用方法】

实验目的

使无菌包内的无菌物品在规定时间内保持无菌状态。

实验程序

一、评估

1. 评估环境 环境是否清洁、宽敞明亮,是否适合无菌操作要求。
2. 评估自身 衣帽整洁度、指甲修剪情况。

二、计划

1. 护士准备 保持衣帽整洁,修剪指甲,洗手、戴口罩。
2. 用物准备 无菌包、盛有无菌持物钳的无菌罐等。
3. 环境准备 环境清洁、宽敞明亮、定期消毒。

三、实施

1. 检查 检查无菌包的名称、灭菌日期、无菌包是否松散、潮湿或破损,以及化学指示胶带变色情况。若出现有污染、过期、松散、潮湿或破损等情况,则不能使用。

2. 解开系带 揭开化学指示胶带或解开系带,将无菌包平放于清洁、干燥、宽敞的操作台上,并将系带卷好放于包布下面。

3. 打开包布 揭开包布外角,再揭开左右两角,最后揭开内角(图 3-6);若为双层包裹的无菌包,内层包布用无菌持物钳打开。

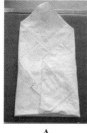
A

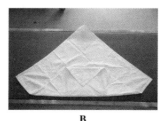
B

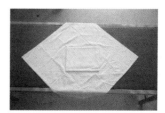
C

图 3-6 无菌包的打开

4. 取出物品　用无菌持物钳取出所需物品,放于事先准备好的无菌区内。若包内物品需一次性全部取出,可将包托在一手上,另一手抓住包布四角,使包布无菌面朝向无菌区,将物品全部投入到无菌区域内。

5. 包好包布　如包内物品未一次性用完,需按原折痕折叠,用系带"一"字形扎好。

6. 记录时间　注明开包日期、时间并签上开包者姓名,有效时间为24h。

四、综合评价

1. 操作要求　始终保持无菌观念,未跨越无菌区。

2. 实验要求　无菌包使用操作方法正确,无污染。

注意事项

1. 定期检查,避免过期　在干燥环境中,无菌包的有效期为7d。如已打开未使用完的无菌包,则包内物品有效期为24h。

2. 保持无菌,避免污染　取用无菌包或再包扎时,手不可触及包布内面;操作过程中手和手臂尽量不跨越无菌区。

【倒取无菌溶液】

倒取无菌溶液的操作见图3-7。

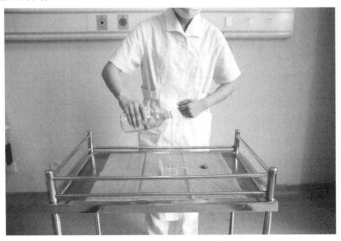

图 3-7　倒取无菌溶液

实验目的

倒取无菌溶液,供治疗和护理操作使用。

实验程序

一、评估

1. 评估环境　环境是否清洁、宽敞明亮,是否符合无菌操作要求。

2. 评估自身　衣帽整洁度、指甲修剪情况。

二、计划

1. 护士准备 保持衣帽整洁,修剪指甲,洗手、戴口罩。
2. 用物准备 无菌溶液、启瓶器、消毒液、棉签、无菌容器、弯盘、无菌持物钳等。
3. 环境准备 环境清洁、宽敞明亮、定期消毒。

三、实施

1. 去灰 取盛有无菌溶液的密封瓶,用消毒小毛巾擦净瓶外灰尘。
2. 核对检查 核对瓶签上的药名、浓度、剂量、有效期、使用方法,并确认瓶体无裂缝,瓶盖无松动,药液无沉淀、浑浊、变质等。
3. 开启瓶塞 用启瓶器打开瓶塞,消毒瓶口待干,取一块无菌纱布覆盖于瓶塞上,将其轻轻打开。
4. 冲洗瓶口 一手拿住橡胶塞,另一手拿起瓶子,标签向手心,瓶口距离污物杯上端10cm以上,倒出少量溶液冲洗瓶口。
5. 倒溶液 再由刚冲洗后的瓶口处倒出所需溶液量至无菌容器中。
6. 塞瓶塞 立即将瓶塞塞回瓶中。
7. 记录时间 在瓶签上按要求注明开瓶日期及时间并签名,有效期为24h。

四、综合评价

1. 操作要求 始终保持无菌观念,未跨越无菌区。
2. 实验要求 倒取无菌溶液操作方法正确,无污染。

注意事项

1. 避免污染 开启瓶塞时,手不可触及瓶口及瓶塞内面,以防其被污染。
2. 高度适宜 冲洗瓶口和倒取无菌溶液时高度要适宜,不可使水珠回溅,标签不可浸湿。
3. 保持无菌 不可将物品伸入无菌溶液瓶内蘸取无菌溶液,已倒出的溶液不可再倒回瓶内,以免污染瓶内剩余溶液。已开启的无菌溶液有效期为24h,未用完应及时处理。

【铺无菌盘】

实验目的

在治疗盘内形成无菌区域,内放无菌物品,供治疗和护理使用。

实验程序

一、评估

1. 评估环境 环境是否清洁、宽敞明亮,是否符合无菌操作要求。
2. 评估自身 衣帽整洁度、指甲情况。

二、计划

1. 护士准备 衣帽整洁,修剪指甲,洗手、戴口罩。
2. 用物准备 治疗盘、无菌包(内放治疗巾)、无菌镊子等。

3. 环境准备　　环境清洁、宽敞明亮、定期消毒。

三、实施

1. 清洁治疗盘　　查看治疗盘是否清洁,如有灰尘可用清洁小毛巾擦净治疗盘备用。

2. 检查无菌包　　检查无菌包的名称、灭菌日期、有无松散、潮湿和破损,化学指示胶带颜色是否变化。

3. 打开无菌包　　按要求打开无菌包,用无菌持物镊取出一块治疗巾,放于干净的治疗盘内。如包内治疗巾未用完,应按要求复合,注明开包时间,24h 内有效。

4. 铺无菌盘　　方法有三种。

(1)单层底铺盘法:双手捏住无菌治疗巾一边外面两角,轻轻抖开,双折铺于治疗盘上,将上层由近向远端呈扇形折叠,开口边向外;放入无菌物品,两手捏住扇形折叠层的外面将其拉平,盖于物品上,对齐上下层边缘,将开口处向上翻折两次,两侧边缘向下翻折一次,备用(图 3-8)。

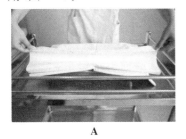
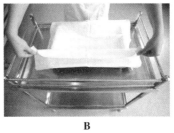
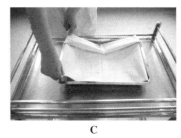

A　　　　　　　　　　　B　　　　　　　　　　　C

图 3-8　铺无菌盘

(2)双层底铺盘法:双手捏住无菌治疗巾一边外面两角,轻轻抖开,自远至近三折铺成双层底,上层呈扇形折叠,开口边向外;放入无菌物品,拉平扇形折叠层,盖于物品上,边缘对齐,折好,备用。

(3)双巾铺盘法:双手捏住无菌治疗巾一边外面两角,轻轻抖开,自远至近铺于治疗盘上,放入无菌物品,再取另一块无菌巾,无菌面向下,由近到远盖于物品上,两巾边缘对齐,四周多余部分向上翻折一次,备用。

5. 记录时间　　注明无菌盘内容、铺盘日期、时间并签名,有效期为 4h。

四、综合评价

1. 操作要求　　始终保持无菌观念,未跨越无菌区。
2. 实验要求　　无菌盘内物品放置合理,操作方法正确,无污染。

注意事项

1. 避免潮湿　　操作台和治疗盘必须清洁干燥,以避免无菌巾受潮。
2. 避免污染　　铺无菌盘时,手、衣物等非无菌物品不可触及无菌巾的内面。
3. 及时使用　　铺好的无菌盘有效期 4h,应立即使用,防止污染。

【戴、脱无菌手套法】

实验目的

在执行严格无菌的医疗护理操作时确保无菌物品和无菌区域不被污染,保护患者和医护人员免受感染。

实验程序

一、评估

1. 评估环境　环境是否清洁、宽敞明亮,是否符合无菌操作要求。
2. 评估自身　衣帽整洁度、手和指甲情况。

二、计划

1. 护士准备　保持衣帽整洁,修剪指甲,取下手部饰物,洗手、戴口罩。
2. 用物准备　一次性无菌手套。
3. 环境准备　环境清洁、宽敞明亮、定期消毒。

三、实施

1. 自身准备　修剪指甲,取下手表,洗手、戴口罩,根据操作目的准备环境及用物。
2. 检查核对　核对无菌手套规格、灭菌日期,检查包装是否完整、干燥。
3. 取手套　手套平放于清洁、干燥桌面上并打开,两手同时掀开手套袋开口处,注意不能触及手套的外面,一手同时捏住两手套的反折部位,取出手套,置于胸前腰以上部位。
4. 戴手套　将手套拇指相对,一手捏住两手套反折部,先将一手插入手套内戴好,再以戴好手套的手的四指插入另一只手套的反折内面,注意戴好手套的手的大拇指外展,同法戴好另一只手套(图 3-9)。

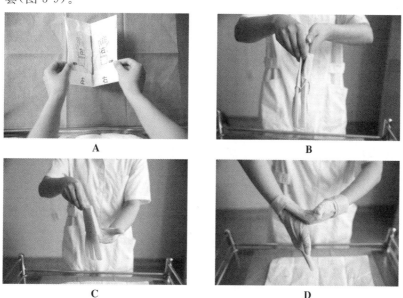

A

B

C

D

图 3-9　戴无菌手套法

5. 调整手套　双手调整手套位置,将手套的翻边扣套在工作服衣袖外面。

6. 护理操作　按医嘱进行护理操作。

7. 脱手套　操作完毕,一手捏住另一手套腕部外面,翻转脱下;再以脱下手套的手的大拇指插入另一手套内,将其往下翻转脱下(图3-10)。

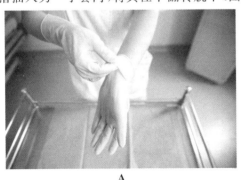
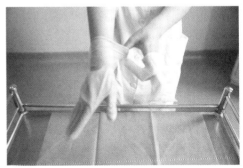

A　　　　　　　　B

图 3-10　脱无菌手套法

8. 整理用物、洗手。

四、综合评价

1. 操作要求　始终保持无菌观念,不跨越无菌区。

2. 实验要求　戴、脱手套操作方法正确,无污染。

注意事项

1. 避免污染　取、戴无菌手套时,不可触及手套的外面(无菌面)。戴手套时,已戴手套的手不可触及未戴手套的手及另一只手套的内面(非无菌面);未戴手套的手不可触及手套的外面。脱手套时,脱下手套的手勿触及手套的外面(污染面)。

2. 保持无菌　戴好手套后,在操作过程中手应始终保持在肩以下、腰部以上,并在视线范围内,避免污染。

3. 及时更换　发现手套被污染或破损,应及时更换。

【附:无菌技术基本操作综合练习(铺换药盘法)】

实验目的

1. 准备无菌换药盘,为患者换药。

2. 保持无菌物品的无菌状态,防止病原微生物侵入人体。

实验程序

一、评估

1. 评估环境　环境是否清洁、宽敞明亮,是否符合无菌操作要求。

2. 评估自身　衣帽整洁度、手和指甲情况。

二、计划

1. 护士准备　保持衣帽整洁,修剪指甲,洗手、戴口罩。

2. 用物准备　治疗盘、无菌持物钳和镊、无菌包(内有两块治疗巾)、贮槽(内盛治疗碗、弯盘、镊子)、无菌罐(内盛纱布、棉球)、无菌溶液、无菌手套、碘伏棉签、启瓶器、清洁小毛巾、记录纸、笔等。

3. 环境准备　环境清洁、宽敞明亮、定期消毒。

三、实施

1. 清洁　用清洁小毛巾擦拭治疗盘及操作台,操作者洗手并擦干。

2. 检查无菌包　检查无菌包的名称、灭菌日期,有无潮湿、松散以及化学指示胶带变色情况等。

3. 打开无菌包　揭开化学指示胶带或解开系带,将无菌包平放于操作台上,卷好系带放于包布下,用手指捏住包布外角揭开,再揭左右两角,最后揭开内角。

4. 夹取治疗巾　用无菌持物镊夹取一块治疗巾,稳妥地放于清洁治疗盘内。

5. 包扎无菌包　将包布按原折痕折叠,系带以"一"字形包扎,注明开包日期和时间并签名,有效期为 24h。

6. 铺治疗巾　双手捏住治疗巾一边外面两角,轻轻抖开,双折铺于治疗盘上。双手捏住上层治疗巾外面两角,折成扇形,内面向上,开口边缘向外。

7. 夹取无菌物品　打开贮槽盖子,用持物钳夹取无菌治疗碗和弯盘,放于无菌治疗巾内;用持物镊夹取棉球放于治疗碗内、纱布和镊子放于弯盘内。

8. 倒无菌溶液　核对无菌溶液的名称,检查药液的质量,用启瓶器打开瓶塞,消毒瓶口待干,取一块无菌纱布覆盖于瓶塞上,将其轻轻打开。标签向掌心握住瓶子,冲洗瓶口后将无菌溶液倒于治疗碗内。塞回瓶塞,注明开瓶时间,有效期为 24h。

9. 铺好无菌盘　两手分别捏住上层治疗巾两角外面,拉平扇形折叠层,覆盖于无菌物品上,对齐上下层边缘,将开口处向上翻折两次,两侧边缘向下翻折一次。注明铺盘名称、时间并签名,有效期为 4h。

四、综合评价

1. 操作要求　始终保持无菌观念,不跨越无菌区。

2. 实验要求　无菌操作方法正确,无污染。

第三节　穿、脱隔离衣

案例导入

李女士,31 岁,农民。因在家自行分娩而患破伤风收治入院。王护士是她的责任护士,她将为李女士施行晨间护理。王护士在接触李女士之前应做好自身防护,包括戴帽子、口罩、穿隔离衣、戴手套等。

实验目的

保护患者和工作人员免受病原体侵袭;防止病原体传播,避免交叉感染。

27

实验程序

一、评估

1. **评估环境**　病室环境清洁、宽敞,用物摆放情况。
2. **评估自身**　衣帽整洁度、手和指甲情况,头发处理是否合适。

二、计划

1. **护士准备**　保持着装整洁,修剪指甲,洗手,戴隔离帽和口罩,取下手表,卷袖过肘。
2. **用物准备**　隔离衣、挂衣架、刷手和洗手设备、污物袋等。
3. **环境准备**　清洁宽敞,干燥安全,用物摆放合理。

三、实施

1. 穿隔离衣(图 3-11)

(1)取隔离衣:面对隔离衣,手持衣领取下隔离衣,清洁面朝向自己,将衣领两端向外展开,露出肩袖内口。

(2)穿衣袖:一手持握衣领,另一手伸入一侧衣袖内,举起手臂,将衣袖上抖,使手露出袖口;换手持衣领,同法穿好另一侧衣袖。

(3)系衣领:两手持衣领,由前向后理顺领边,系好衣领。

(4)系袖口:放下手臂使衣袖落下,扣好袖口或系上袖带。目前临床多为螺纹袖口无须系带。

(5)系腰带:拉起腰带,一手固定腰带,一手自腰带处将隔离衣后身向前拉,见到隔离衣衣边则捏住交于固定腰带的手上,注意手不可触及隔离衣内面;换手固定腰带及一侧隔离衣,另一手依上法捏住另一边。两手在腰部正面同时捏住隔离衣边,自前往后将隔离衣的后开口对齐,一起向一边折叠,一手按住折叠处,另一手将腰带拉至背后,压住折叠处,将腰带在背后交叉,回到前面打一活结。必要时戴好手套即可进行护理操作。

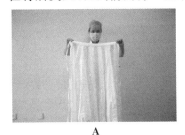
A

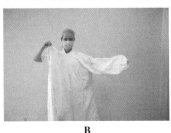
B

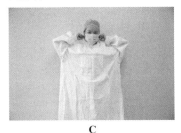
C

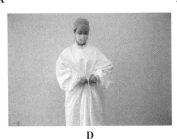
D

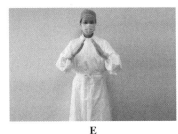
E

图 3-11　穿隔离衣

2. 脱隔离衣(图 3-12)

(1)松腰带:解开腰带,在前面打一活结。

（2）解袖口：解开袖口，在肘部将部分衣袖塞入袖内，露出双手。

（3）消毒手：用刷手法消毒双手并擦干。

（4）解领口：解开领口。

（5）脱衣袖：一手伸入另一袖口内，拉下衣袖过手（遮住手），再用衣袖遮住的手在外面拉下另一衣袖，两手在袖内使袖子对齐，双臂逐渐退出。

（6）挂衣钩：用双手对齐肩缝，一手撑起衣肩，另一手将隔离衣翻转，使隔离衣内面朝外，双手持领，将隔离衣折好，用领带将隔离衣领口缠绕，挂在衣钩上。

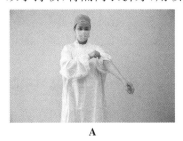 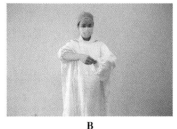 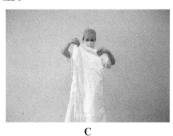

| A | B | C |

图 3-12　脱隔离衣

四、综合评价

1. 操作要求　隔离观念强，操作者、环境、物品等均无污染。

2. 实验要求　隔离衣穿、脱和消毒手方法正确，隔离衣未被溅湿。穿、脱过程中，始终注意保持衣领不被污染。

3. 时间要求　3min 内完成。

注意事项

1. 充分准备　穿隔离衣前，应将所需物品备齐。

2. 检查核对　隔离衣长短、大小应合适，必须完全遮盖住工作服。有破洞或潮湿则不可使用。

3. 避免污染　扣衣领时，注意衣袖不要污染面部及颈部；在穿、脱过程中，应始终保持衣领不被污染。

4. 规范使用　穿好隔离衣后，双臂保持在腰以上，且在视线可及范围内；不得进入清洁区，避免接触清洁物品；消毒手时不能沾湿隔离衣；如隔离衣挂在半污染区，则清洁面朝外；如挂在污染区，则污染面朝外；不再使用的隔离衣，脱下后清洁面向外，卷好后投入污衣袋中。

5. 及时更换　隔离衣每天更换，如有潮湿或污染应立即更换。有条件的可使用一次性隔离衣，以减少穿、脱时的污染机会，省时省力。

思考题

1. 请列举医院常用消毒、灭菌方法及其适用范围。

2. 医务人员在哪些情况下应进行手消毒？

3. 本章中对该患者应采取的隔离种类是什么？具体措施有哪些？

4. 作为护生，谈谈你对传染病区工作的认识。

（马小琴）

第四章　生命体征的测量技术

学习目标

1. 能力目标　能准确完成各项生命体征的测量,操作连贯、敏捷,患者无不适感。能正确使用各种常见体温计、血压计。

2. 知识目标　能说出生命体征的正常范围,能说出测量生命体征的目的、注意事项以及不同方法的适用对象。

3. 情感目标　能在测量生命体征过程中与患者进行良好的沟通交流,并保持细心、耐心。

体温、脉搏、呼吸与血压合称为生命体征,是机体内在活动的客观反映,是衡量机体身心状况的重要指标。正常状态下,生命体征在一定范围内相对稳定且相互之间有一定的关系和影响。生命体征的变化能反映出病情的变化,通过观察生命体征可以了解疾病的发生、发展与转归,为预防、诊断、治疗与护理提供依据。因此,掌握生命体征的观察和护理是护理工作的重要内容之一。

第一节　体温测量术

案例导入

刘先生,45岁,因感冒发热到医院就诊。高护士为其进行预检,在简单询问病情以后,她为刘先生测量体温。

实验目的

1. 判断体温有无异常。

2. 动态监测体温的变化,了解患者的一般情况以及疾病发生、发展规律。

3. 协助医生做出正确诊断,为预防、治疗、康复及护理提供依据。

实验程序

一、评估

1. 评估患者　患者的年龄、病情、意识、治疗情况、心理状态、合作程度、肢体功能和被测量部位情况等。

2. 评估环境　病室环境、室温适宜,光线充足,环境安静。

3. 操作前解释　"您好,我是您的责任护士,能告诉我您的名字吗?""我是刘某某。""刘先生,您好,您现在感觉怎样? 等会我先给您测个体温,了解一下您目前的情况,希望您能配合,谢谢!"

二、计划

1. **护士准备**　衣帽整洁,修剪指甲,洗手,戴口罩。

2. **用物准备**　已消毒的体温计、消毒纱布、弯盘(内垫纱布)、表(有秒针)、笔、记录本等。若测肛温,另备润滑油、棉签、卫生纸;若测耳温,备耳温枪。

3. **患者准备**　了解体温测量的目的、方法、注意事项及配合要点。体位舒适,情绪稳定。测温前20～30min,若有运动、进食、冷热饮、冷热敷、洗澡、坐浴、灌肠情况,应休息30min后再测量。

4. **环境准备**　病室环境、室温适宜,光线充足,环境安静。

三、实施

1. **核对解释**　备齐用物携至患者床旁,核对床号、姓名、腕带信息,向患者及家属解释操作目的、方法、注意事项及配合要点等。

2. **测量**　根据病情选择测量体温的部位和方法。

(1)口温:将口表水银端斜放在患者舌下热窝处,嘱患者紧闭口唇,用鼻呼吸,勿用牙咬体温计,勿说话,必要时用手托住体温计,防止体温计滑落或被咬断,测量3min(图4-1)。

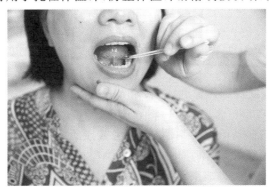

图4-1　口温测量法

(2)耳温:打开耳温枪,显示面板显示所有符号,以及听到"哔"一声后代表开机成功。在耳温枪测温头处套耳套,将患者一侧耳廓往后上方提拉固定(一岁以下患儿将耳廓往后下方拉),使耳道尽量呈直线形,将耳温枪测温头放入耳道并对准鼓膜方向,按下测量键,"哔"一声后测量完成(图4-2)。

(3)腋温:协助患者取舒适卧位并露出腋下,以纱布轻轻擦干腋下汗液,体温计水银端放于患者腋窝正中,紧贴皮肤,协助患者屈臂过胸夹紧,测量10min。

(4)肛温:适用于精神异常、意识不清者及婴幼儿等。协助患者取合适卧位(可取侧卧、俯卧、屈膝仰卧位),暴露臀部,用棉签蘸取润滑油润滑肛表水银端,用手分开臀部,将肛表缓慢插入肛门

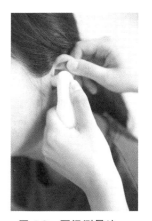

图4-2　耳温测量法

3～4cm并固定。婴幼儿可取仰卧位,操作者一手握住患儿双踝,提起双腿,另一手将已润滑的肛表插入肛门(婴儿1.25cm,幼儿2.5cm)并握住肛表,用手掌根部和手指将双臀轻轻捏拢并固定,测量3min(图4-3)。

3. 取表读数　待测量时间到后,取出体温计,用消毒纱布擦拭(肛表用卫生纸擦拭,耳温枪摘下耳套),进行读数。

4. 记录数值　做好记录,将体温计汞柱甩至 35℃ 以下(耳温枪按开/关键关闭)。

5. 取位整理　协助患者穿好衣裤,取舒适体位,整理床单位。

6. 消毒记录　按要求消毒体温计,洗手。将测得数值绘制在体温单上或录入移动护理信息系统终端设备。

7. 操作后指导　"刘先生,现在我已经帮您量好体温了,体温 38.7℃,比正常值要高,我会马上报告医生,医生会根据您的病情进行治疗,请不要担心,您先好好休息,有什么不舒服的,请按呼叫器及时告诉我,我会随时来看您的,谢谢您的配合!"

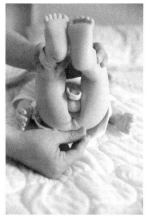

图 4-3　肛温测量法

四、综合评价

1. 操作要求　测量过程中无意外发生,患者有安全感。

2. 实验要求　操作前评估患者情况,测量结果准确,患者理解测量体温的目的,积极配合。

🛈 注意事项

1. 正确甩表　甩水银体温计时要用腕部力量,不应触及他物以防打碎。

2. 充分评估　婴幼儿,昏迷、精神异常、口腔疾病、口鼻手术或呼吸困难等患者,不宜采用口腔测温法;刚进食或面颊部热敷后,间隔 30min 方可测量;腋下有创伤、手术、炎症、腋下出汗较多者,肩关节受伤或极度消瘦夹不紧体温计者不宜采用腋温测量法;腹泻、直肠或肛门手术、心肌梗死患者不宜采用直肠测温法;坐浴或灌肠者须待 30min 后才可测量直肠温度;急性中耳炎患者不宜采用耳温测量法。

3. 注意安全　为婴幼儿、昏迷患者测温时,护士应守护在患者身旁。如患者不慎咬破体温计,首先应清除玻璃碎屑,以免损伤唇、舌、口腔、食管、胃肠道黏膜,再口服蛋清或牛奶,以保护消化道黏膜并延缓汞的吸收。病情允许者,可服用膳食纤维丰富的食物促进汞的排出。

4. 准确测量　发现患者体温和病情不符时,要查找原因,予以复测。使用耳温枪时,若测得温度偏低,应考虑耳道是否拉直并重新测量。

5. 健康教育　向患者和患者家属介绍监测体温的重要性,学会正确测量体温及读数的方法,以便能进行动态观察;提供患者体温过高、体温过低护理知识的指导。

第二节　脉搏测量术

🛈 案例导入

王奶奶,76 岁,因心脏病收治入院。钱护士在巡视病房时发现王奶奶脸色苍白,呼吸急促,王奶奶主诉胸闷,感觉心脏要跳出来了。钱护士马上为王奶奶测量脉搏。

🛈 实验目的

1. 判断脉搏有无异常。

2. 监测脉搏变化,了解心脏及其他疾病的状况。

3. 协助诊断,为预防、治疗、康复、护理提供依据。

实验程序

一、评估

1. **评估患者**　患者的年龄、病情、意识、治疗情况、心理状态、合作程度及肢体功能等。

2. **评估环境**　病室环境室温适宜、光线充足、环境安静。

3. **操作前解释**　"您好,我是您的责任护士,能告诉我您的名字吗?""我是王某某。""王奶奶,您好,您现在感觉不舒服是吧? 我先给您测脉搏,了解一下您目前的情况,希望您能配合,谢谢!"

二、计划

1. **护士准备**　保持衣帽整洁,修剪指甲,洗手,戴口罩。

2. **用物准备**　表(有秒针)、笔、记录本、手消毒液等,必要时备听诊器。

3. **患者准备**　了解脉搏测量的目的、方法、注意事项及配合要点等。体位舒适,情绪稳定。测量前若有剧烈运动、紧张、恐惧、哭闹等,应休息 20~30min 后再测量。

4. **环境准备**　病室环境室温适宜、光线充足、环境安静。

三、实施

1. **核对解释**　备齐用物携至患者床旁,核对床号、姓名、腕带信息,向患者及家属解释操作目的、方法、注意事项及配合要点等。

2. **选择部位**　根据患者情况选择合适的测量部位,以测桡动脉为例,患者取坐位或卧位,手臂放于舒适位置,腕部伸展,便于护士测量(图 4-4)。

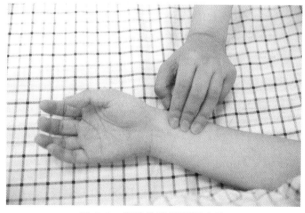

图 4-4　桡动脉脉搏测量方法

3. **测量脉搏**　护士以示指、中指、无名指的指端放在桡动脉搏动处(护士手冷时应搓热双手再实施操作),压力大小适中,以能清楚触及脉搏搏动为宜,注意脉搏节律及强弱。正常脉搏计时 30s,将所测得数值乘 2,即为脉率。异常脉搏、危重患者应测 1min,如触摸不清可用听诊器测心率 1min。

4. **绌脉测量**　若发现患者脉搏短绌,应由两名护士同时测量,一人听心率,另一人测脉率,由听心率者发出"开始"与"停止"的口令,计数 1min。

5. 整理用物　为患者整理衣被,取舒适体位;清理用物,归还原处。

6. 记录绘制　记录测量值:次/min;绌脉记录方式:心率/脉率/min,并将测得值绘制在体温单上或录入移动护理信息系统终端设备。

7. 操作后指导　"王奶奶,现在我已经帮您量好脉搏了,脉搏 108 次/min,比正常值要高,您不要紧张,医生马上来看您了,为您查找原因,我会一直陪在您身边的。"

四、综合评价

1. 操作要求　体现人文关怀,患者感觉安全。

2. 实验要求　测量方法、数值正确。

⊙ 注意事项

1. 正确测量,避免误差　勿用拇指诊脉,因拇指小动脉搏动较强,易与患者的脉搏相混淆。为偏瘫或肢体有损伤的患者测量脉率时,应选择健侧肢体,以免患侧肢体血液循环不良,影响测量结果的准确性。

2. 发现异常,及时报告　测量脉搏的同时,应注意脉搏的节律、强弱、动脉管壁的弹性等,发现异常及时报告医生并记录。

第三节　呼吸测量术

⊙ 案例导入

朱小姐,23 岁,公司职员,与男友吵架后出现呼吸困难、手足抽搐等症状,由男友送入医院急诊。李护士在简单询问后,安慰朱小姐并为其进行呼吸的测量。

⊙ 实验目的

1. 判断呼吸有无异常。

2. 监测呼吸变化,了解呼吸功能状态。

3. 协助诊断,为预防、治疗、康复、护理提供依据。

⊙ 实验程序

一、评估

1. 评估患者　患者的年龄、病情、意识、治疗情况、心理状态、合作程度等。

2. 评估环境　病室环境室温适宜、光线充足、环境安静。

3. 操作前解释　"您好,我是您的责任护士,能告诉我您的名字吗?""她叫朱某某,是我女朋友。""朱女士,您好,您现在感觉怎样? 根据您的症状,我需要了解一下您的生命体征,希望您能配合,谢谢!"

二、计划

1. 护士准备　保持衣帽整洁,修剪指甲,洗手,戴口罩。

2. 用物准备　表(有秒针)、笔、记录本等,必要时备棉花。

3. **患者准备**　了解测量的目的、方法、注意事项及配合要点。体位舒适,情绪稳定,保持自然呼吸状态。测量前若有剧烈运动、情绪激动等,应休息 20～30min 后再测量。

4. **环境准备**　病室环境室温适宜、光线充足、环境安静。

三、实施

1. **核对解释**　备齐用物携至患者床旁,核对床号、姓名、腕带信息。

2. **选取体位**　护士保持诊脉手势,以分散患者注意力。

3. **测量呼吸**　通过患者胸腹部的起伏状况,护士观察呼吸频率(一起一伏为一次呼吸),正常呼吸测 30s,将所测得数值乘 2,即为呼吸频率。当患者呼吸微弱不易观察时,可用少许棉丝置于患者鼻孔前,观察棉花纤维被吹动的次数,计数 1min。

4. **整理用物**　为患者整理衣被,取舒适体位,清理用物,归还原处。

5. **记录绘制**　记录测量值:次/min。并将测得值绘制在体温单上或录入移动护理信息系统终端设备。

6. **操作后指导**　"朱女士,您的呼吸 24 次/min,比正常值要高,请您保持情绪稳定,跟着我一起缓慢呼吸。""吸气……呼气……您做得挺好的,医生马上来看您了,为您查找原因,我会一直陪在您身边,请放心。"

四、综合评价

1. **操作要求**　体现人文关怀,患者感觉安全。

2. **实验要求**　测量正确,患者能理解测量的目的,积极配合。

注意事项

1. **保持自然,避免误差**　测量呼吸时应转移患者的注意力,使患者处于自然呼吸状态,以保证测量结果的准确性。

2. **特殊情况,正确评估**　测量呼吸的同时,应观察呼吸的节律、深浅度、有无异常声音等,以准确评估患者的整体呼吸状况。呼吸不规则者及婴幼儿应测量 1min。

第四节　血压测量术

案例导入

赵大爷,76 岁,既往有高血压病史 10 年,今日晨起出现头痛、头胀、头晕,并伴有视物困难,由家人送入急诊。毛护士在简单询问患者家属后,即为赵大爷进行血压的测量。

实验目的

1. 判断血压有无异常。

2. 监测血压变化,了解循环系统功能。

3. 协助诊断,为预防、治疗、康复、护理提供依据。

实验程序

一、评估

1. **评估患者** 患者的年龄、病情、意识、治疗情况、心理状态、合作程度、肢体功能和被测量部位皮肤情况等。

2. **评估环境** 病室环境室温适宜、光线充足、环境安静。

3. **操作前解释** "您好,我是您的责任护士,能告诉我您的名字吗?""我是赵某某。""赵大爷,您好,您现在感觉怎样? 等会我先给您测个血压,了解一下您目前的情况,希望您能配合,谢谢!"

二、计划

1. **护士准备** 保持衣帽整洁,修剪指甲,洗手,戴口罩。

2. **用物准备** 血压计(图 4-5、图 4-6)、听诊器、笔、记录本等。

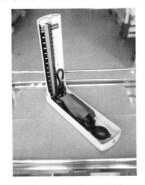

图 4-5 水银血压计

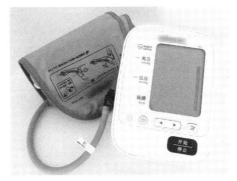

图 4-6 电子血压计

3. **患者准备** 了解血压测量的目的、方法、注意事项及配合要点。体位舒适,情绪稳定。测量前若有吸烟、运动、情绪激动等,应休息 20～30min 后再测量。

4. **环境准备** 病室环境、室温适宜,光线充足,环境安静。

三、实施

1. **核对解释** 备齐用物携至床边,核对床号、姓名、腕带信息,解释操作目的及配合方法,取得患者或患者家属的合作。

2. **选取体位** 协助患者取坐位或仰卧位(以肱动脉为例),使被测肢体肱动脉和心脏处于同一水平(坐位时平第四肋间,仰卧位时平腋中线),被测肢体肘臂伸直,掌心向上。

3. **缠妥袖带** 帮助患者暴露一侧上臂,卷起衣袖或脱去一侧衣袖,伸肘、手掌向上。垂直放好血压计,开启水银槽开关。驱尽袖带内空气,平整地将袖带缠于上臂中部,袖带下缘距肘窝 2～3cm,松紧以能插入一指为宜(图 4-7A)。

4. **佩戴听诊器** 挂好听诊器,将听诊器胸件放在肱动脉搏动最明显处,以左手手指稍加固定(图 4-7B)。

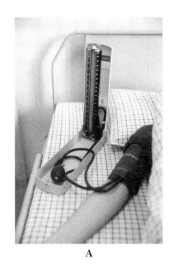
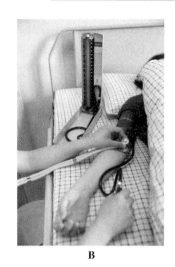

A   B

图 4-7 测量血压

5. **测量血压** 右手握加压气球,关气门,打气至肱动脉搏动音消失后再升高 20～30mmHg;打开气门,缓慢匀速放气,速度以水银柱下降 4mmHg/s 为宜,同时应注意肱动脉搏动音变化所指的刻度(视线应与水银柱的弯月面在同一水平)。当从听诊器听到第一声搏动音时,水银柱所指刻度即为收缩压;搏动音突然变弱或消失时,水银柱所指刻度即为舒张压(图 4-7B)。

6. **整理用物** 测量完毕,解下袖带,协助患者穿衣,取舒适体位,驱尽袖带内空气,旋紧气门,整理后放置盒内。将血压计向右倾斜 45°使水银全部回流入水银槽,关闭水银槽开关,盖上盒盖,平稳放置。整理床单位,询问患者感受。用物消毒后归位放置。

7. **记录测量值** 将所测血压值按收缩压/舒张压 mmHg 记录在记录本上或者输入移动护理信息的终端设备上。如房颤患者变音与消失音之间有差异,两个读数都应记录,记录方法为:收缩压/变音/消失音 mmHg,如 180/90/40mmHg;若测量下肢血压,记录时应注明下肢。

8. **操作后指导** "赵大爷,现在我已经帮您量好血压了,血压 170/90mmHg,比正常值要高,等会医生马上来看您了,会给您进行治疗,您不要紧张,先卧床休息一下,有什么不舒服的,请按呼叫器及时告诉我,我会随时来看您的,谢谢您的配合!"

四、综合评价

1. **操作要求** 体现人文关怀,减少患者不适感。

2. **实验要求** 测量方法、读数正确。

注意事项

1. **充分检查** 测量前,检查血压计:玻璃管无裂损,刻度清晰,加压气球和橡胶管无老化、不漏气,袖带宽窄合适,水银充足、无断裂;检查听诊器:橡胶管无老化、衔接紧密,听诊器传导正常。

2. **做到"四定"** 需长期观察血压患者,为保证血压的准确性和可比性,应做到"四定",即定时间、定体位、定部位、定血压计。

3. **选择合适部位** 对偏瘫、有肢体外伤或做过手术的患者,测量血压时应选择健侧肢体;若患者有静脉输液,应避免在有静脉留置针或正在输液的肢体测量血压;避免在有腋窝淋巴结清扫术后或有动静脉瘘的肢体上测量血压。

4. 准确测量　如发现血压听不清或异常,应复测。先将袖带内气体驱尽,松开袖带,使水银柱降至"0"点,稍等片刻后再将袖带重新缠绕,进行第二次测量,一般连续测 2～3 次,取平均值记录。必要时,做双侧对照。

5. 排除干扰　应排除影响血压值的外界因素:①如肱动脉位置低于心脏水平、袖带缠绕过松及袖带过窄(打气后呈球状,使有效测量面积变窄)、测量者视线低于汞柱的弯月面、放气太慢,可使测得血压值偏高;②如肱动脉位置高于心脏水平、袖带缠绕过紧(使血管在未充气前已受压)、袖带过宽、测量者视线高于汞柱的弯月面、放气太快,可使测得血压值偏低。

思考题

1. 在进行生命体征测量前,应该如何对患者进行评估?
2. 如何对脉搏短绌的患者测量脉搏?
3. 使用耳温枪测量患者耳温,在患者无任何不适的情况下测得值为35.1℃,最可能的原因是什么?
4. 测量血压应该做到"四定","四定"是指什么?
5. 测量血压时,应如何为患者选择合适的部位进行测量?
6. 患者呼吸微弱不易观察时,应如何测量呼吸?
7. 若在测量体温的过程中,患者不慎咬破水银体温计,应如何处理?

(王宪)

第五章　清洁护理技术

学习目标

1. **能力目标**　能熟练进行口腔护理、头发护理、床上擦浴、预防压疮护理、会阴护理操作,动作轻巧、稳重、效果良好。

2. **知识目标**　能说出清洁护理的目的及注意事项。

3. **情感目标**　能认真进行清洁护理操作,操作过程中关爱患者,态度和蔼,保护患者隐私。

健康人具有保持身体清洁的能力和习惯,当机体处于疾病状态时,自理能力会出现不同程度下降,但患者对清洁的需求与健康人一样,甚至更为强烈。因此,护理人员应及时评估患者的清洁状况和自我护理的能力,根据患者的情况给予卫生指导或协助护理,使患者达到良好的卫生状况,保证患者舒适,减少压疮等并发症的发生。

第一节　口腔护理

案例导入

徐女士,67岁,因急性化脓性胆囊炎、胆囊结石急诊入院。入院后在全麻下行胆囊切除术。术后第一天,患者意识清晰,生命体征稳定,医嘱禁食,责任护士为徐女士进行晨间口腔护理。

实验目的

1. 保持口腔清洁、湿润,预防口腔感染等并发症。

2. 防止口臭,去除牙垢,使患者舒适,促进食欲。

3. 观察口腔黏膜、舌苔、牙龈,评估口腔气味,了解病情的动态变化。

实验程序

一、评估

1. **评估患者**　患者的病情、意识状态,观察口唇、口腔黏膜、牙龈、舌苔有无异常;口腔有无异味;牙齿有无松动,有无活动义齿。患者对口腔护理的认知及配合程度等。

2. **评估环境**　病室环境室温适宜、光线充足、环境安静。

3. **操作前解释**　"您好,我是您的责任护士,请问您叫什么名字?""我叫徐某某。""徐奶奶,今天是您术后第一天,感觉怎么样?""因为您现在还不能吃东西,又不能自己刷牙,为了保持口腔清洁,预防感染,我将为您进行口腔护理,请您张开嘴,让我检查一下您的口腔情况。""请稍等,我去准备用物,马上过来。"

二、计划

1. **护士准备** 衣帽整洁,洗手,戴口罩。

2. **用物准备**

(1)治疗盘内备:治疗碗(内装无菌棉球或一次性海绵棒)、弯血管钳、镊子、纱布、压舌板、吸水管、弯盘、治疗巾、棉签、液状石蜡、手电筒等,必要时备开口器。

(2)常用漱口溶液见表5-1。

表 5-1　常用漱口溶液及作用

溶液名称	作用
生理盐水	清洁口腔,预防感染
1%～3%过氧化氢溶液	防腐、防臭,适用于口腔有溃烂、坏死组织者
重组人表皮生长因子外用溶液	防腐、防臭,适用于口腔有溃烂、坏死组织者
0.02%氯己定溶液	清洁口腔,广谱抗菌
0.02%呋喃西林溶液	清洁口腔,广谱抗菌
氧化镁漱口液	清洁口腔,广谱抗菌
0.05%醋酸氯己定溶液	清洁口腔,广谱抗菌
0.5%聚维酮碘溶液	清洁口腔,广谱抗菌
阿昔洛韦溶液	抗病毒,适用于口唇周围水泡者
1%～4%碳酸氢钠溶液	属碱性溶液,抑制真菌生长
制霉菌素溶液	抑制霉菌生长
西吡氯铵含漱液	抑制牙斑菌生长
复方硼酸溶液(朵贝尔溶液)	酸性防腐溶液,有抑制细菌作用
0.1%醋酸溶液	抑制绿脓杆菌生长
0.08%甲硝唑溶液	抑制厌氧菌生长
替硝唑溶液	抑制厌氧菌及原虫生长
复方氯己定含漱液	广谱抗菌、除臭
辛夷花漱口液	广谱抗菌、清热解毒
银花甘草漱口液	清热解毒、除臭
金银花野菊花漱口液	清热解毒、除臭
喉风散(或冰硼散)溶液	清热解毒、除臭

(3)外用药:按需准备,如口腔溃疡膏、西瓜霜、锡类散等。

3. **环境准备** 病室内清洁、明亮、通风良好,无不良气味和不良视觉刺激。

4. **患者准备** 病情稳定,体位舒适。

三、实施

1. **核对解释** 携用物至患者床旁,核对患者信息,向患者解释口腔护理的目的、方法及配合要点,以取得合作。

2. **安置体位** 病情允许稍稍抬高床头,协助患者仰卧,头偏向护士一侧。

3. **铺治疗巾** 将治疗巾铺于患者颌下及枕上,置弯盘于口角旁。

4. **观察口腔** 用棉签湿润口角。嘱患者张口,用压舌板撑开颊部,打开手电筒观察患者口腔情况。昏迷患者可用开口器协助张口并固定。如有活动性义齿应取下。

5. 漱口　协助患者用吸水管吸取温开水漱口(昏迷患者禁忌漱口),吐于口角边弯盘中。

6. 按顺序擦洗　清点棉球数量,用弯血管钳夹取含有漱口溶液的棉球,拧至不滴水为止(图5-1),按下列顺序擦洗。

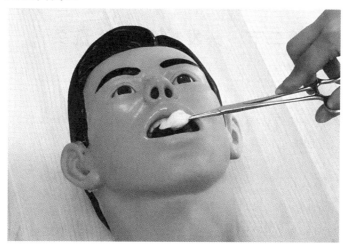

图 5-1　口腔护理

(1)擦洗牙齿外侧面:嘱患者咬合上、下牙齿,用压舌板轻轻撑开左侧颊部,擦洗牙齿左外侧面,以纵向擦洗的方法由臼齿擦向门齿。同法擦洗右外侧面。

(2)擦洗牙齿内侧面及咬合面:嘱患者张口,擦洗牙齿左上内侧面、左上咬合面、左下内侧面、左下咬合面(由内向外,纵向擦洗到门齿),弧形擦洗左侧颊部。同法擦洗右侧。

(3)擦洗前1/3硬腭部、前1/3舌面及舌下腺开口处,避开舌根部,以免引起患者恶心。

7. 再次漱口　擦洗完毕,清点棉球数量前后是否吻合,协助患者用吸水管再次漱口。必要时协助清洁义齿并佩戴。

8. 擦涂药物　再次观察口腔,确定有无异常情况。如有口腔黏膜溃疡,可局部涂用口腔溃疡膏等。口唇干裂者,可涂液状石蜡或唇膏。

9. 整理　撤去弯盘及治疗巾,协助患者取舒适卧位,整理床单位,清理用物,洗手、脱口罩,记录。

10. 操作后指导　"徐奶奶,您感觉舒服些了吗? 平时您也可以多漱口,漱口时应将头偏向一侧,使用吸管,避免误吸,现在您先休息,如有任何需要可以打铃叫我,我会马上过来的,谢谢您的配合!"

四、综合评价

1. 操作要求　护士态度和蔼、动作轻柔、与患者沟通良好。

2. 实验要求　患者口唇润泽,口腔清洁,口腔感染改善。

3. 时间要求　5min内完成。

注意事项

1. 动作轻柔　擦洗时动作轻柔,尤其是血液系统疾病的患者,血管钳前端用棉球包裹,避免损伤黏膜及牙龈。

2. 检查真菌　长期服用抗生素者应观察其口腔内有无真菌感染。

3. 昏迷患者护理　昏迷患者禁忌漱口,需用开口器时,应从臼齿处放入,不可用暴力助其张口。擦洗棉球必须夹紧且不能滴水,以免患者误吸。

4. 传染病患者护理　传染性患者使用后物品按消毒隔离原则处理。

第二节　头发护理(床上洗头)

案例导入

卫女士,63岁,因外伤后致腰椎压缩性骨折收治入院。今日为术后第五天,患者意识清醒,生命体征稳定,责任护士何霞为卫女士进行床上洗头护理操作。

实验目的

1. 保持头发清洁,减少感染机会,使患者感觉舒适。
2. 按摩头皮,促进头部皮肤的血液循环。

实验程序

一、评估

1. 评估患者　患者的病情、意识状态、配合程度、头部皮肤和头发清洁情况等。
2. 评估环境　病室环境是否清洁、明亮、温暖。
3. 操作前解释　"您好,我是您的责任护士,请问您叫什么名字?""我叫卫某某。""卫女士,今天感觉还好吗? 因为疾病的原因,您需要卧床休息一段时间,为保证您的头发清洁,使您感觉舒适,一会儿由我为您进行床上洗头,您看可以吗?""我去准备用物,马上过来。"

二、计划

1. 护士准备　保持衣帽整洁,洗手,戴口罩。
2. 用物准备　洗头车(图5-2)或自制马蹄形垫,治疗盘内备小橡胶单、浴巾、毛巾、别针、眼罩或纱布、不脱脂棉球2只、量杯、水壶内盛40～45℃热水、污水桶、洗发液、梳子、电吹风等。

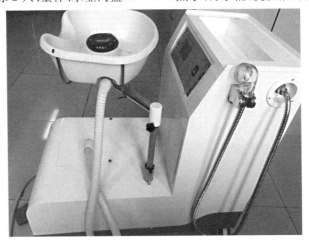

图5-2　洗头车

3. **环境准备** 病室内安全、温暖,关闭门窗,适当调节室温。

4. **患者准备** 病情稳定,体位舒适,按需协助其排便。

三、实施

1. **核对解释** 携用物至患者床旁,核对患者信息,向患者解释洗头的目的、方法及配合要点,以取得合作。

2. **移开桌椅** 调节室温,关闭门窗,移开床旁桌、椅,用物放于方便取用之处。

3. **安置体位** 患者取仰卧位,上半身斜向床边,将枕头垫于患者肩下,用一次性治疗巾铺于枕上,松开患者衣领,向内反折,用毛巾围于颈下,用别针固定。将患者头部置于洗头车水槽中。

4. **塞耳盖眼** 用不脱脂棉球塞住双耳孔道,用纱布盖上双眼或嘱患者闭眼。

5. **洗净头发** 松开头发,调试水温,询问患者感受,用温水冲湿头发后倒适量洗发液均匀涂在头发上,由发际至脑后部反复揉搓,用指腹轻轻按摩头皮,然后用温水边冲边揉搓,直至冲净。

6. **擦干梳发** 解下颈部毛巾,擦去头发上的水分,取下眼上纱布和耳内棉球,擦净面部。用毛巾包好头发,撤去洗头车或马蹄形卷,将枕头从患者肩下移向床头,协助患者枕于枕头上,卧位舒适。解下包头的毛巾,擦干或吹干头发,梳理整齐。

7. **整理** 询问患者感受,整理床单位,清理用物,洗手、脱口罩,记录。

8. **操作后指导** "卫女士,洗头后您感觉舒服了吧?定期护理头发有助于头部清洁和血液循环,在住院期间我们会协助您做好头发的清洁护理,洗发后应及时吹干,以免受凉。"

综合评价

1. **操作要求** 护士态度和蔼、动作轻柔、与患者沟通良好。

2. **实验要求** 患者感觉舒适,无不良反应。

3. **时间要求** 15min内完成。

注意事项

1. **观察病情** 头发护理过程中注意观察病情变化,出现异常应立即停止操作,并及时处理。

2. **注意保暖** 注意室温和水温,洗净后及时擦干头发,防止患者着凉。

第三节 床上擦浴

案例导入

李先生,57岁,因车祸致脾破裂出血急诊入院。入院后行脾切除术,今为术后第二天,患者意识清晰,生命体征平稳,腹部引流管通畅,因夜间出汗较多,责任护士为李先生进行床上擦浴护理。

实验目的

1. 清洁皮肤,使患者身心舒适。
2. 促进血液循环,增强皮肤排泄功能,预防皮肤感染和压疮等并发症。
3. 评估患者皮肤情况,被动活动肢体,预防肌肉挛缩、关节僵硬等并发症。

实验程序

一、评估

1. **评估患者** 患者的病情、意识状态、配合程度、皮肤清洁状况等,了解患者的清洁卫生习惯和合作程度等。

2. **评估环境** 病室环境是否清洁、明亮、温暖。

3. **操作前解释** "您好,我是您的责任护士小徐,请问您叫什么名字?""我叫李某某。""李先生您好,因为您夜里出汗比较多,为保证您的身体清洁舒适,预防皮肤压疮及感染,由我帮您进行擦洗和更衣,您看怎么样?""床上擦浴需要一段时间,需要我协助您使用便器吗?"

二、计划

1. **护士准备** 衣帽整洁,洗手,戴口罩。

2. **用物准备** 治疗盘内备浴巾、毛巾 2 条、一次性治疗巾、浴皂或浴液、指甲剪、梳子、50％乙醇溶液、护肤用品(爽身粉、润肤剂)等。脸盆 2 只、水桶 2 只(一只桶内盛 50～52℃热水,另一桶盛污水用)、清洁衣裤和被服等。必要时另备便盆、便盆巾、屏风等。

3. **环境准备** 病室内安全、温暖,适当调节室温。

4. **患者准备** 患者病情稳定,按需协助排便。

三、实施

1. **核对解释** 携用物至患者床边,核对患者信息,向患者解释床上擦浴的目的、方法及配合要点,以取得合作。

2. **患者准备** 关好门窗,拉上床帘或用屏风遮挡患者,按需要给予便盆。根据病情放平床头及床尾支架,松开床尾盖被。协助患者将身体移向床缘,尽量靠近护士侧。

3. **调节水温** 将脸盆置于方便取用的床旁桌或床旁椅上,倒入热水约 2/3 满,测试水温并调节。

4. **清洗面部** 将毛巾沾湿并拧至半干,叠成手套状包在手上(图 5-3),擦洗患者脸部及颈部。顺序为:眼睛(由内眦向外眦擦拭)、额部、鼻翼、面颊、耳后、下颌、颈部,然后再用较干毛巾依次擦洗一遍。

5. **脱衣垫巾** 为患者脱下上衣,一般先脱近侧,后脱对侧;如有外伤或肢体偏瘫者,应先脱健肢,再脱患肢。在擦洗部位下面垫上浴巾。

6. **擦洗上肢** 一手支托患者肘部及前臂,另一手由内、

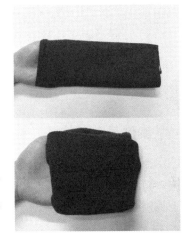

图 5-3 包小毛巾法

44

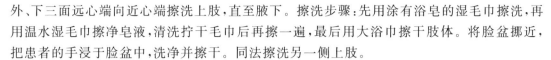

外、下三面远心端向近心端擦洗上肢,直至腋下。擦洗步骤:先用涂有浴皂的湿毛巾擦洗,再用温水湿毛巾擦净皂液,清洗拧干毛巾后再擦一遍,最后用大浴巾擦干肢体。将脸盆挪近,把患者的手浸于脸盆中,洗净并擦干。同法擦洗另一侧上肢。

7. **换水铺巾**　擦洗完两侧上肢后,换干净热水,将浴巾铺于胸腹部。

8. **擦洗胸腹部**　一手掀起浴巾,另一手包裹湿毛巾擦洗前胸,擦洗方法同前。女性患者擦洗乳房部位时注意洗净乳房下皮肤皱褶处及腋窝。用浴巾擦干胸部皮肤。同法擦洗腹部皮肤,腹部以脐为中心,由内向外顺时针方向擦洗。用浴巾擦干腹部皮肤。腹部有伤口或引流管者避免擦拭,以免引起患者疼痛。

9. **擦洗背部**　协助患者翻身侧卧,背向护士,注意观察患者情况,询问患者感受,使患者卧位舒适。将浴巾铺于患者身下,依次擦洗后颈、背部、臀部。擦洗后注意查看背部皮肤,根据情况用50%乙醇溶液按摩骨隆突处。

10. **协助穿衣**　为患者换上清洁上衣。一般先穿对侧,后穿近侧,如肢体有外伤或偏瘫者,先穿患侧,后穿健侧。注意与患者的沟通,避免弄伤患者。

11. **换水平卧**　协助患者平卧。取另一脸盆,倒上干净热水,调试水温。

12. **擦洗下肢**　协助患者脱下裤子,用浴巾半铺半盖于患者一侧下肢,从远心端向近心端擦拭,顺序为:踝部至膝关节处,再至大腿根部。先擦洗近侧下肢,再擦洗远侧,洗净后用浴巾擦干。

13. **泡洗双足**　将一次性治疗巾和浴巾垫于患者床尾脚下,脸盆放于治疗巾上,将患者双脚放于盆中浸泡、洗净,移去脸盆和一次性治疗巾,用浴巾擦干双脚。

14. **擦洗会阴**　更换温水和毛巾后协助或指导患者清洗会阴部,不能自理者,护士可戴手套清洁会阴,再为患者换上清洁裤子。一般先穿对侧,再穿近侧,如肢体有外伤或偏瘫者先穿患侧,再穿健侧。根据季节选用爽身粉或润肤剂。

15. **整理**　协助患者取舒适卧位,整理床单位,必要时更换床单和修剪指甲。清理用物,洗手、脱口罩,及时记录。

16. **操作后指导**　"李先生,现在感觉舒服多了吧?适当的身体清洁有助于增加舒适度和促进康复,但清洁时要注意保护伤口和引流管,您先休息一下,如有任何需要可以打铃叫我,我会马上过来的。"

综合评价

1. **操作要求**　护士态度和蔼、动作轻柔、与患者沟通良好。

2. **实验要求**　患者皮肤清洁,感觉舒适,身心愉快。

3. **时间要求**　15min内完成。

注意事项

1. **注意保暖**　根据季节调整室温,尽量减少翻身次数和身体暴露,避免受凉。

2. **擦洗到位**　擦洗时注意擦净腋窝、腹股沟等皮肤皱褶处,洗净颈部、脐部、脚趾间等部位。

3. **观察病情**　擦洗过程中观察病情变化,如出现异常应立即停止擦洗,并给予适当处理。

第四节　预防压疮护理

案例导入

刘先生,81岁,因急性脑梗死入院治疗。患者意识清楚,左侧肢体偏瘫。既往有糖尿病史20余年,为保护患者受压部位的皮肤,责任护士为其进行预防压疮护理操作。

实验目的

1. 清洁皮肤,使患者身心舒适。
2. 促进机体血液循环,增强皮肤排泄功能,预防皮肤感染和压疮等并发症。

实验程序

一、评估

1. **评估患者**　患者的病情、意识状态、配合程度、皮肤状况等。
2. **评估环境**　病室环境是否清洁、明亮、温暖。
3. **操作前解释**　"刘大爷,为了减轻局部皮肤的受压,预防并发症,待会我为您翻身、擦洗皮肤和按摩,让您感觉舒适,您看可以吗?""我去准备用物,请稍等。"

二、计划

1. **护士准备**　保持衣帽整洁,洗手,戴口罩。
2. **用物准备**　毛巾、浴巾、脸盆(内盛50～52℃的温水)、50％乙醇溶液、按需要备便盆和便盆布等。
3. **环境准备**　病室内安全、温暖,适当调节室温。
4. **患者准备**　病情稳定,体位舒适。

三、实施

1. **核对解释**　携用物至患者床旁,核对患者信息,向患者解释操作的目的、方法及配合要点,以取得合作。
2. **调节室温**　关好门窗,拉上床帘或用屏风遮挡患者。根据患者需要使用便器。
3. **安置体位**　松开床尾盖被,协助患者侧卧或俯卧,拉上患者上衣,露出背部,注意动作轻柔。观察患者背部皮肤受压情况(若受压部位已经出现反应性充血,则不能按摩)。
4. **清洗背部**　将盛有温水的脸盆置于方便取用的床旁桌或椅上,将浴巾垫于患者身下,用棉被盖于暴露部分,用浸湿、温暖的小毛巾依次擦净患者的颈部、肩部、背部及臀部。
5. **按摩背部**　斜站于患者右侧,两手掌蘸少许50％乙醇溶液,用手掌大、小鱼际从骶尾部开始环行按摩至肩部,再向外、下至腰部、骶尾部。用拇指指腹蘸50％乙醇溶液沿脊柱由骶尾部开始按摩至第7颈椎处。按摩力度应根据患者情况,一般以能刺激肌肉组织为度。
6. **按摩其他受压部位**　手掌蘸少许50％乙醇溶液,按摩身体其他受压部位。
7. **整理**　按摩完毕,用浴巾擦去乙醇溶液,撤去浴巾,协助患者穿好衣服,取舒适卧位,整理床单位,拉开床帘,清理用物,洗手、脱口罩,记录。

8. 操作后指导　"刘大爷,刚才帮您背部按摩一下,感觉是否舒适多了?""您躺在床上一定要多翻身活动,想翻身的时候记得叫我,我会马上过来的,现在您好好休息,有需要的话可以打铃叫我。"

四、综合评价

1. 操作要求　护士态度和蔼、动作轻柔、与患者沟通良好。
2. 实验要求　患者感到舒适,皮肤无发红情况。
3. 时间要求　10min 内完成。

注意事项

1. 注意保暖　保护患者隐私,根据季节调节室温,注意保暖,避免受凉。
2. 观察病情　按摩及擦洗过程中注意观察患者病情,如出现异常应立即停止。

第五节　会阴护理

案例导入

赵女士,78 岁,因脑出血急诊入院。患者意识处于深昏迷状态,大小便失禁。医嘱给予留置导尿,责任护士为赵女士进行晚间会阴护理操作。

实验目的

1. 去除会阴部分泌物及异味,预防或减少感染。
2. 防止会阴部皮肤破损。

实验程序

一、评估

1. 评估患者　患者的病情、意识状态、配合程度、导尿管情况等。
2. 评估环境　病室环境是否清洁、明亮、温暖。
3. 操作前解释　"赵女士家属,您好,我是责任护士小孙,为了让患者的会阴部保持清洁,预防感染,待会我将给她进行会阴护理。"

二、计划

1. 护士准备　保持衣帽整洁,洗手,戴口罩。
2. 用物准备　便盆、屏风、一次性中单、会阴护理大棉签、大量杯、浴巾、毛巾、水壶内盛 50~52℃的温水、清洁剂或呋喃西林等。
3. 环境准备　保持病室内安全、温暖,适当调节室温。
4. 患者准备　患者病情稳定,体位舒适。

三、实施

1. 核对解释　携用物至患者床旁,核对患者信息,向患者或患者家属解释操作目的、方法及配合要点,以取得合作。

2. **遮挡患者** 关好门窗,拉上床帘或使用屏风遮挡,注意保护患者隐私。

3. **安置体位** 协助患者取仰卧位,将浴巾折成扇形盖于会阴部及腿部遮挡。协助暴露会阴部,戴上清洁手套。

4. **擦洗会阴部**

(1)男患者会阴部擦洗:①擦洗阴茎头部。一手提起阴茎,另一手取会阴护理棉签蘸温水或清洁剂由尿道口向外环形擦洗阴茎头部。②擦洗阴茎体部。用会阴护理棉签沿阴茎体由上向下擦洗。③取温湿小毛巾擦洗阴囊部及皮肤皱褶处。

(2)女患者会阴部擦洗:①协助患者取仰卧位,屈膝两腿分开。②擦洗阴唇:左手轻轻合上阴唇部位,右手擦洗阴唇外的黏膜,从上往下擦洗。③擦洗尿道口和阴道口:左手分开阴唇,暴露尿道口和阴道口,右手从上往下擦洗。

5. **会阴冲洗**

(1)置一次性中单于患者臀下,再置便盆于一次性中单上,防止浸湿床单。

(2)左手持装有温水的大量杯,右手持会阴护理棉签,边冲水边用棉签擦洗会阴部,从阴阜冲洗至肛门部。

(3)冲洗后,擦干各部位。观察会阴部及周围皮肤状况,撤去便盆和一次性中单。

6. **整理** 撤去浴巾,为患者穿好衣裤,协助取舒适卧位,整理床单位,必要时更换床单,清理用物,洗手、脱口罩,记录。

7. **操作后指导** “赵女士家属,患者的会阴护理已经完成了,定期的清洁可以有效预防并发症,但在清洁或活动时应注意避免牵拉导尿管,有需要可以打铃叫我,我会马上过来的。”

四、综合评价

1. **操作要求** 护士态度和蔼、动作轻柔、与患者沟通良好。
2. **实验要求** 患者会阴部清洁无异味,患者感到舒适,皮肤正常。
3. **时间要求** 5min内完成。

注意事项

1. **注意清洁** 会阴冲洗时,每冲洗一处均需变换棉签,如用棉球擦洗,每擦洗一处应更换棉球。

2. **手术伤口** 如患者为会阴部或直肠手术后,应用无菌棉球轻轻擦净手术部位及会阴部周围。

思考题

1. 如何为口插管患者进行口腔护理?
2. 为患者床上洗头时如何安置体位?
3. 为左臂骨折患者进行床上擦浴时,应注意哪些环节?
4. 压疮的预防措施有哪些?
5. 会阴护理时应注意什么?

（徐敏）

第六章　舒适和安全的护理技术

学习目标

1. **能力目标**　能熟练协助患者更换卧位,根据患者的具体情况选择使用保护具、辅助活动器。
2. **知识目标**　能正确叙述协助患者翻身、应用约束带的注意事项。
3. **情感目标**　能有效与患者及家属沟通,态度亲切,体现人文关怀。

舒适是指患者身心处于一种轻松自在、安宁的状态,个体具有健康、满意、无焦虑、无疼痛的自我感觉。安全是指患者没有危险、不受威胁、不出事故,在护理过程中指患者不发生法律和法规制度允许范围以外的心理、生理上的损害、障碍、缺陷或死亡。

舒适和安全的需要是患者在住院期间最重要也是最基本的需要,护理人员需要通过细致、全面的观察,与患者和家属进行有效沟通,及时采取相应的护理措施,保证患者的舒适和安全。

第一节　卧床患者更换卧位术

案例导入

韦先生,38岁,因车祸致脑外伤、出血性休克收入急诊重症监护室。患者处于深昏迷状态,大小便失禁,留置导尿管,责任护士遵医嘱给予患者更换卧位 q2h。

实验目的

1. 防止局部皮肤长期受压形成压疮。
2. 增进患者舒适。

实验程序

一、评估

1. **评估患者**　患者病情、意识状态、活动能力、配合程度、置管情况等。
2. **评估环境**　病室环境整洁、安静,光线充足,室温适宜。
3. **操作前解释**　"您好,您是韦先生的家属吧,我是责任护士小方,由于韦先生目前需要长期卧床,且大小便失禁,可能会出现局部皮肤红肿、破溃等情况,甚至会造成局部压疮,所以我们要尽早预防,最有效的方法就是经常更换卧位,防止皮肤长期受压。"

二、计划

1. **护士准备**　衣帽整洁、洗手、戴口罩。

2. **环境准备** 环境宽敞明亮,温度适宜。

3. **患者准备** 病情稳定,理解操作的目的及合作要点。

三、实施

(一)一般患者体位更换术

1. **核对解释** 核对床号、姓名及腕带信息,向患者或家属解释操作目的、过程和需要配合的要求。

2. **摆体位** 使患者仰卧,两手交叉放于胸前,意识清醒者协助其两腿屈曲,双脚掌踏于床面。

3. **翻身**

(1)一人协助患者翻身侧卧:适用于体重较轻的患者(图6-1)。拉上对侧床栏,操作者站立于病床一侧,先将患者双手交叉置于胸前,再将患者肩部、臀部移向护士侧的床沿,然后将患者双下肢移全近侧,最后一手扶肩,一手托住髋部,将患者翻转至对侧,使者卧位舒适,注意观察患者反应,如有不适,及时处理或转为平卧。

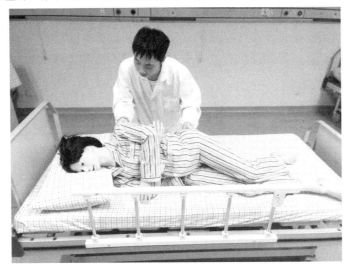

图6-1 一人协助患者翻身侧卧

(2)二人协助患者翻身侧卧:适用于体重较重或病情较重的患者(图6-2)。拉上对侧床栏,二位操作者站立于病床同侧,一人托住患者的颈肩部和腰部,另一人托住臀部和膝部,同时托抬起患者移近至操作者一侧,将患者翻转至对侧,背向操作者。注意观察患者反应,如有不适及时处理。

4. **放置软枕支撑** 在患者的背部放置三角枕支撑,胸腹部、两膝之间放置软枕,使者卧位舒适,处于稳定性卧位。

5. **操作后指导** 嘱患者家属不可随意给予患者翻身,同时应观察受压处皮肤情况及各导管通畅情况,若有疑问及时呼叫护士。

6. **操作后指导** "韦先生家属,您好,现在我们已经帮助韦先生更换好卧位了,床挡也已经固定好,我们会随时过来观察韦先生的皮肤情况以及导尿管的通畅情况,您尽量不要随意去挪动韦先生的体位,同时也要关注导尿管不要受压,您有事可以随时打铃,我们会马上过来的。"

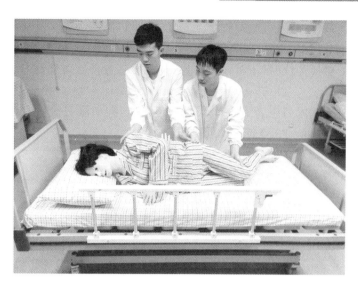

图 6-2　二人协助患者翻身侧卧

（二）特殊患者体位更换术

1. 骨关节损伤患者　应根据患者的具体情况，选择合适的体位。如为四肢骨折的患者，应适当抬高患肢（高于心脏的位置），以促进静脉回流；如为股骨颈骨折的患者，应保持患侧肢体外展中立位，避免患肢内收、外旋，造成髋部屈曲，防止骨折移位。在变换体位时，对损伤部位应重点扶托保护，缓慢移至舒适体位，避免引起患者疼痛和造成新的损伤。

2. 脊柱损伤患者　脊柱损伤患者，翻身时应采用轴线翻身。当颈椎损伤的患者需要翻身时，应始终保持患者的头、颈、躯干在同一平面，以维持颈部相对稳定，应多人协助翻身，注意协调一致，尽量平抬平放，防止损伤部位移位而造成脊髓的损伤，必要时加颈托固定；如为胸腰椎骨折的患者，协助翻身时应嘱患者挺胸直腰绷紧背部肌肉，以形成自然内固定，操作者一人扶托患者肩部和髋部，另一人扶托髋部和双下肢，保持躯干上下一致，同时向对侧翻身，侧卧时可在患者的胸腹部、背部放置软枕以支撑，使患者卧位舒适。

3. 牵引患者　翻身时不可随意放松牵引，翻身后注意检查牵引的位置、方向和牵引力是否正确，同时嘱患者及其家属不可随意改变体位或增减牵引重量，避免骨折处移位。

4. 石膏固定患者　在石膏未干之前，应尽量少搬动患者。不要用手指按压，以免未风干的石膏向内凸起，造成局部组织受压。若必须移动患者，可用手掌平托患肢，注意观察局部肢体末梢血液循环情况。

5. 颅脑手术患者　颅脑术后的患者应尽可能取健侧卧位或仰卧位，避免手术切口受压。更换体位时，操作者应扶托患者头部，使头、颈部位于同一水平直线，避免头颈部过度扭曲或震动，以防引起脑疝，导致猝死；如有脑室引流管，翻身前先将引流管暂时夹闭，防止脑脊液反流造成逆行性感染，待体位更换后再开放，注意保持引流通畅。

四、综合评价

1. 操作要求　护士态度和蔼、动作轻柔，与患者及家属沟通良好。

2. 实验要求　更换体位过程中无意外发生，各种导管安置妥当，无扭曲、脱落等情况；患者安全，感觉舒适。

3. 时间要求　5min 内完成。

注意事项

1. **动作轻稳** 更换体位时,不可拖拽患者,应稍抬起患者后再翻身,以免移动时擦伤患者皮肤。

2. **手术患者** 为手术后患者更换体位前,如敷料已有潮湿或脱落,应先更换敷料并固定好后,再协助翻身,翻身后应避免伤口处受压。

3. **导管处理** 为留置多种导管患者更换体位时,应首先将各类导管安置妥当,翻身后检查导管是否扭曲、受压、移位,保持导管引流通畅。

第二节　保护具的使用

案例导入

胡先生,40岁,因发生车祸收入急诊室,诊断为脑外伤、颅内血肿,即刻在全麻下行血肿清除术。术后8h,患者意识处于谵妄状态,表现为躁动、不配合治疗及护理,责任护士给予床挡保护及四肢约束带约束,限制其坐起及肢体活动。

实验目的

防止患者发生坠床、撞伤、抓伤等意外,确保患者安全。

实验程序

一、评估

1. 评估患者　患者的病情、意识状态、心理状态、合作程度等。

2. 评估保护具　保护具的功能和安全性。

3. 操作前解释　"您好,请问是胡先生的家属吗,我是责任护士小章。由于胡先生有些躁动,不配合治疗和护理,我们要给胡先生加床挡保护和四肢约束,在保护胡先生的安全的同时保证治疗和护理的进行。如果您同意使用,请在知情同意书上签字,谢谢您的配合。"

二、计划

1. 护士准备　衣帽整洁,洗手、戴口罩。

2. 用物准备　肩部约束带、宽绷带、棉垫等。

3. 环境准备　病室安静、光线充足,温、湿度适宜。

三、实施

1. 核对解释　携用物至床边,核对患者信息,并向患者或家属做好解释,获得患者及(或)家属的知情同意。

2. 手部约束法　常用于固定手腕和踝部(图6-3)。可以用手腕约缚带,也可用棉垫包裹手腕和踝部,再用宽绷带打成双套结,套在棉垫外,稍拉紧,以不脱出、不影响肢体血液循环为宜,然后将带子系于床架上。

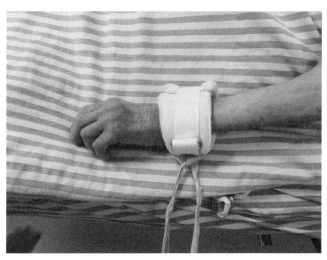

图 6-3　手部约束法

3. 肩部约束法　常用于固定双肩(图 6-4),限制患者坐起。患者两肩部套上袖筒,腋窝处衬棉垫,两细带在胸前打结,两宽带系于床头。

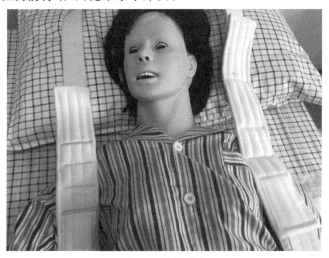

图 6-4　肩部约束

4. 膝部约束法　常用于固定膝部(图 6-5),限制患者下肢活动。两膝衬棉垫,约束带横放在两膝上,宽带下的两头带分别固定一侧膝关节,宽带两端系于床架上。目前,临床多用中单加以固定。

5. 床挡

(1)多功能床挡:使用时插入两侧床缘,平时插于床尾。

(2)半自动床挡:可按需升降。

(3)围栏式床挡:使用时将床挡稳定固定于两侧床边。

6. 操作后指导　"胡先生家属,您好,现在已经给胡先生约束好了,请您不要随意去松解约束带,同时也要注意胡先生的安全,我们会时常过来巡视的,如果有问题您可以按床头铃呼叫,我们就会过来。"

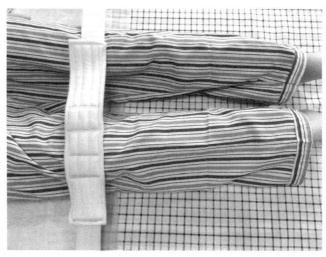

图 6-5　膝部约束

四、综合评价

1. 操作要求　护士态度和蔼、动作轻柔,与患者家属沟通良好。

2. 实验要求　患者皮肤完整、无瘀斑、无破损,局部血液循环良好,肢体功能良好,无并发症。

3. 时间要求　5min 内完成。

注意事项

1. 知情同意　使用约束带前需征得患者或家属同意并在知情同意书中签字。

2. 观察肢体状况　每 15～30min 观察受约束部位的末梢循环 1 次,每 2h 放松约束带 1 次,必要时进行局部按摩,促进血液循环。保证患者被约束肢体及关节处于功能位,避免肢体功能受损。

3. 注意打结方式　约束带下衬棉垫,固定松紧度应适宜,打结位置远离患者双手可触及处,切忌只约束单侧上肢或下肢,以免患者自行解开套结发生意外。

4. 保证患者安全　确保患者可随时与医护人员联系,有条件应专人陪护,保证患者安全。

5. 保护患者自尊　在约束过程中关爱患者,保护患者自尊。

6. 做好交班记录　记录内容包括约束的原因、目的、时间、约束带数量、约束部位、每次观察的结果、护理措施和解除约束的时间等,并做好床边交接班。

第三节　活动辅助器的使用

案例导入

何女士,38 岁,下肢胫腓骨骨折术后 1 月,已进入恢复期。责任护士指导并协助患者使用拐杖行走锻炼。

实验目的

1. 辅助因疾病或身体残障、高龄等原因而导致行动不便的患者进行活动。
2. 保障患者安全。

实验程序

一、评估

1. **评估患者**　患者的病情、意识状态、活动能力、心理状态、合作程度等。
2. **评估环境**　地面整洁干燥，宽敞，无明显障碍物。
3. **操作前解释**　"您好，我是您的责任护士小程，请问您叫什么名字?""我叫何某某。""何女士，您好，由于您目前已处于功能锻炼期，我们需要指导您使用助行器自行下地行走，帮助您更好地康复。您不用担心，我们会一直在您身边告诉您怎么做，保护您的安全。"

二、计划

1. **护士准备**　确保衣帽整洁，洗手、戴口罩。
2. **用物准备**　拐杖或手杖。
3. **环境准备**　环境整洁、安静，光线充足，室温适宜。

三、实施

1. **核对解释**　携用物至床边，核对患者信息，向患者或家属做好解释，获得患者及(或)家属的知情同意。
2. **使用腋杖**　腋杖的长度:①使用者的身高减去41cm;②使用者的腋窝到脚跟的距离加上5cm。使用腋杖须注意安全稳妥，长度合适。使用者在辅助下站立，肩膀放松，腋杖底座位置距离小脚趾外前方45°约10cm的位置，双手夹紧，拐杖顶端距离腋下2~3指宽。使用拐杖走路方法如下。

（1）两点式:适用于腿部无法支撑重量，但上肢肌肉协调、平衡好、臂力强者，走路顺序为同时出右拐和左脚，再出左拐和右脚。

（2）三点式:适用于某一腿无法支持身体重量，但另一腿及双臂正常者，顺序为两拐杖和患肢同时伸出，再伸出健肢。

（3）四点式:适用于无法以任何一脚支持身体全部重量者，为最安全的步法，顺序为先出右拐杖，而后左脚跟上，接着出左拐杖，再右脚跟上，始终为四点着地。

（4）跳跃法:适用于横越街道，必须快速通行的场合，常为永久行残疾者使用，顺序为先将两侧拐杖向前，再将身体跳跃至两拐杖中间处。

（5）上下楼梯:上楼梯时健肢先上，双拐及患肢同时跨上阶梯;下楼梯时双拐及患肢同时跨下阶梯，再健肢跟上。

3. **使用手杖走路**　手杖是一种手握式的辅助工具，用于不能完全负重的残障者或老年人。手杖应由健侧手臂用力握住。使用者在辅助下站立，肘关节屈曲30°，腕关节背伸，小趾前外侧15cm处至背伸手掌面的距离即为手杖的长度。手杖底部的橡胶底垫应弹性好、有吸力、宽面、有凹槽，这样能加强手杖的摩擦力和稳定性，以防跌倒。

4. **助行器的使用**　常用于单腿或双腿无法完全负重者，是目前临床使用最多的辅助工具。标准式助行器是一种三边形的金属框架,患者站在其中(图6-6);改良式的助行器可以有座椅和轮子,使用者在坐着的同时可以拖曳着双脚慢行。

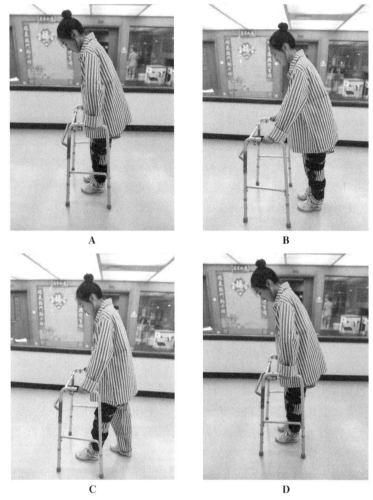

图 6-6　助行器的使用

5. 操作后指导　"何女士,经过这样的锻炼您感觉怎么样,学会了吗?""不要着急,您之后在锻炼过程中要注意自己的体能,感觉累了就先休息,功能锻炼需要循序渐进,不能操之过急。还有锻炼时不要穿拖鞋,要选择着地平稳的鞋,这样能更好地保护您的安全。"

四、综合评价

1. 操作要求　态度和蔼、耐心、与患者良好的沟通。

2. 实验要求　患者行走安全,感觉良好。

注意事项

1. 用前评估　使用者应是意识清楚的患者,身体状态良好,手臂、肩部、背部无伤痛,活动不受限制,以免影响手臂的支持力。使用拐杖前,先练习增强手臂力量的运动,如举沙袋等。

2. 高度调整　腋杖高度为腋垫离腋下约两指宽,勿让腋垫紧靠腋下;也不能将身体长

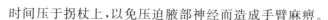

时间压于拐杖上,以免压迫腋部神经而造成手臂麻痹。

3. **螺丝固定** 拐杖、手杖调整后,将全部螺钉拧紧、橡胶底垫靠牢拐杖和手杖底端,经常检查底部凹槽的吸力。

4. **安全保护** 使用拐杖时不可穿着拖鞋、高跟鞋,应穿着平稳的鞋以防跌倒;行走时要注意周围环境安全,地板以干燥平稳为佳,避免行走于湿滑的路面。

思考题

1. 协助长期卧床患者翻身侧卧过程中需要遵循哪些原则?

2. 如何为患者选择合适的辅助器具?

3. 使用约束带时如何合理评估患者约束必要性并保护其安全和尊严?

（陈杭健）

第七章 饮食护理技术

学习目标

1. 能力目标 能协助患者进食,为患者进行鼻饲。
2. 知识目标 能说出患者饮食前、中、后的护理要点;能说出鼻饲术的目的和注意事项。
3. 情感目标 操作中关爱患者、动作轻柔、沟通有效、态度和蔼。

合理饮食和营养是维持人体机能,提高机体免疫力和抵抗力所必需的,同时合理饮食还能预防疾病、增进健康、促进康复。护士应能准确评估患者的营养状况,与医生、营养师共同协商,根据患者的需要和饮食习惯,制订患者的营养计划,从而满足患者的营养需求。

饮食护理技术包括协助患者进食术和鼻饲术。对不能经口进食者,如昏迷、口腔疾患、口腔手术后的患者,早产儿及病情危重者,不能张口者,拒绝进食者等,可将鼻饲管经鼻腔插入胃肠道,从管内输注流质食物、水分和药物,达到营养和治疗的目的。

第一节 协助患者进食术

案例导入

孙先生,69岁,在家中不慎跌倒致右前臂尺桡骨双骨折收治入院。患者意识清晰,生命体征平稳,右前臂夹板固定,6年前脑出血后左侧肢体肌力Ⅲ级,骨科护士协助患者进食。

实验目的

协助不能自理或部分自理的患者进食,满足营养需求,保证护理安全。

实验程序

一、评估

1. 评估患者 评估患者的病情、意识状态、营养状况、自理程度、合作程度及治疗情况;评估患者有无视力减退,吞咽、咀嚼功能,口腔情况,有无餐前、餐中用药。
2. 评估环境 病室是否整洁、温湿度适宜、空气清新、气氛轻松愉快,餐具保持整洁美观。
3. 操作前解释 "您好,我是您的责任护士小张,能告诉我您的名字吗?""我是孙某某。""孙大伯,我再核对一下您的腕带,现在右前臂感觉怎样?""中饭时间快到了,我们准备一下,等会开始进餐可以吗?""我为您摇高床头,帮助您坐起来,您这样坐着舒服吗?""您的饭菜马上就要送过来了,进餐过程中如果有任何不舒服请及时告诉我。"

二、计划

1. 护士准备 护士着装整洁,洗手、戴口罩。

2. 用物准备　治疗本、餐具、水杯、治疗巾或餐巾、纸巾或小毛巾。

3. 环境准备　病室整洁、通风良好、温湿度适宜、气氛轻松愉快。去除不良气味及不良视觉。如同病房有病危或呻吟的患者,可以用屏风或围帘遮挡。

4. 患者准备　避免在饭前进行让患者感觉不舒适的治疗。询问是否需要大小便,对不能如厕的患者,饭前半小时给予便器协助排尿或排便。协助患者洗手及清洁口腔。协助患者采取舒适的进餐姿势。如病情许可,可协助患者下床进食;对不便下床者,安排坐位或半坐位,使用床上或床旁桌进餐;卧床患者安排侧卧或仰卧位(头偏向一侧),并给予适当支托。必要时取得患者同意,围治疗巾或餐巾。

三、实施

1. 核对解释　核对患者信息及饮食种类,向患者解释,必要时进行饮食的健康教育。

2. 分发检查　督促及协助配餐员将热菜热饭送至患者处;对于家属带来的食物,检查是否符合治疗及护理原则。

3. 协助进食或喂食　对于能自行进食的患者,护士应鼓励其自行进食,加强巡视并给予必要的帮助;对于不能自行进食者,护士协助喂食,注意量、速度适中,温度适宜,饭和菜、固体和液体食物应轮流喂食;对于特殊饮食或禁食的患者,解释原因以取得患者的理解和配合,悬挂提醒标志,严格交班。

4. 进食后　协助患者漱口,取舒适体位。及时撤去餐具,整理用物和床单位。

5. 记录　观察并记录患者的进食情况。

6. 操作后指导　"孙大伯,饭菜还可口吗? 为了防止反流,您还需要再坐一会,大约半个小时之后我会再来摇低床头。""现在请您好好休息,呼叫器放在这里,如果需要帮助请及时按铃,我会马上过来的。"

四、综合评价

1. 操作要求　护士耐心喂食,关心患者,与患者沟通良好。

2. 实验要求　进食环境整洁、通风良好、温湿度适宜、气氛轻松愉快。

3. 时间要求　视患者具体情况而定。

注意事项

1. 注意安全　为预防呛咳,宜小口喂食,速度适中,不宜催促,固体和液体食物轮流喂食,嘱患者进食时细嚼慢咽,避免讲话。食物温度适宜,防止烫伤。此外,还应注意观察患者有无恶心、呕吐等情况。

2. 出入量记录　评估患者进食量是否达到营养要求,根据需要做好出入量记录。

3. 失明患者　对于失明或双眼被遮盖的患者,如患者要求自行进食,可按时钟平面放置食物(如 6 点钟方向放饭、12 点钟方向放汤、3 点钟和 9 点钟方向放菜),并告知食物的名称和方位,以利于患者进食。

第二节　鼻饲术

案例导入

张女士,56 岁,因口腔癌收治入院,术后医嘱留置胃管、鼻饲流质,口腔科护士为张女士置胃管并灌注流质食物。

实验目的

对不能或不愿经口进食的患者,通过胃管灌注流质食物和药物,达到营养和治疗的目的。

实验程序

一、评估

1. 评估患者　评估患者的病情、意识状态、营养状况、自理程度、合作程度及治疗情况;评估患者既往有无鼻部疾患,鼻腔是否通畅,鼻腔黏膜有无肿胀、炎症、息肉,鼻中隔有无偏曲等。

2. 评估环境　病室光线适宜,整洁、空气清新。

3. 操作前解释　"您好,我是您的责任护士小杨。能告诉我您的名字吗?""我叫张某某。""张阿姨,我再核对一下您的腕带,现在感觉怎样?""您刚刚做了口腔手术,暂时不方便经口进食,医生建议给您插胃管,就是将一根软管通过鼻腔插入胃内,然后注入食物,从而保证您的营养,您可以配合一下吗?"(张阿姨表示同意。)"您鼻腔以前生过病或做过手术吗?让我检查一下您的鼻腔情况。"(右手持电筒照鼻腔,注意左手遮挡光线,防止强光刺眼。)"我再检查一下鼻腔通气情况,来吸气、呼气,再换另一边,吸气、呼气。"(一手中指分别按压两侧鼻腔,检查通气情况)。"您两侧鼻腔情况都好的,过会儿我们选择右侧可以吧。""为了更顺利地插管,需要您配合做吞咽的动作,就像吞口水一样,您能先做给我看一下吗?""对,您配合得非常好,插管时就请这样配合。""我现在去准备用物,一会儿为您插管。"

二、计划

1. 护士准备　护士着装整洁,洗手、戴口罩。

2. 用物准备

(1)无菌鼻饲包(图 7-1):胃管、镊子、治疗巾、纱布、20ml 注射器、石蜡棉球、弯盘、手套。

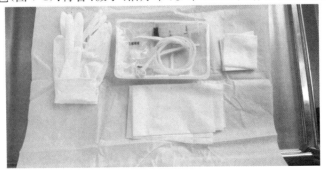

图 7-1　无菌鼻饲包

（2）其他用物：鼻饲流食（38～40℃）、温开水、50ml 灌洗器、电子水温计、手电筒、干棉签、治疗碗（罐）、压舌板、胶布、别针、听诊器、橡皮圈或夹子等。

3. 环境准备　同协助患者进食术。

4. 患者准备　对操作理解，能配合。如患者有活动义齿，应提前取下。

三、实施

1. 插管法

（1）核对解释：核对医嘱及患者信息，向患者及家属解释操作的目的、过程及需要配合的要求。

（2）体位准备：协助患者取坐位或半坐卧位，无法坐起者取右侧卧位（使胃管易于插入），昏迷患者取去枕仰卧位。

（3）清洁鼻腔并准备胶布：用干棉签蘸温开水清洁插管一侧的鼻腔。准备 2 条胶布，其中 1 条为工字贴（图 7-2）。

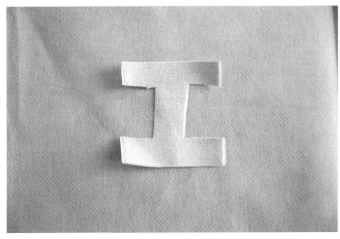

图 7-2　工字贴

（4）开包铺巾：打开无菌鼻饲包（图 7-3），戴无菌手套，取鼻饲包内的治疗巾铺于患者颌下（图 7-4），注意铺巾时保护手套不被污染。

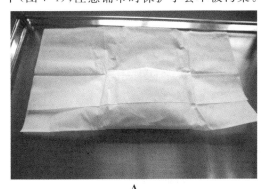

A

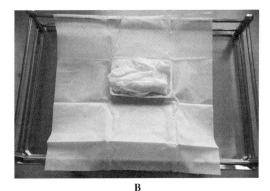

B

图 7-3　打开无菌鼻饲包

61

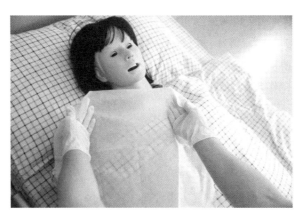

图 7-4　铺治疗巾

(5)检查润滑:检查胃管是否通畅,关闭胃管末端,用石蜡棉球润滑胃管前端,以减少插管时的阻力。

(6)测量长度(图 7-5):插入长度一般为前额发际至胸骨剑突处,或由鼻尖经耳垂至胸骨剑突处的距离,一般成人长度为 45～55cm。

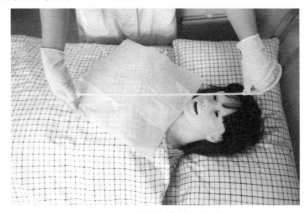

图 7-5　测量胃管插入长度

(7)准确插管:一手托住胃管,另一手持胃管头端,沿选定的一侧鼻腔先稍向上平行再向后下缓缓插入胃管(图 7-6),插至咽喉部(10～15cm)时嘱患者配合做吞咽动作,当患者吞咽时,顺势将胃管向前推进,直至预定长度。注意插管动作应轻柔,并观察患者的反应。

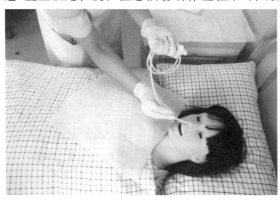

图 7-6　插入胃管

(8)问题处理:①遇有恶心、呕吐时,应暂停插入,嘱患者做深呼吸,分散其注意力,缓解紧张;②如患者出现呛咳、呼吸困难、发绀等现象,表明胃管误入气管,应立即拔管,休息片刻后再插入;③如插入不畅时,检查口腔,了解胃管是否盘在口咽部,或将胃管抽回一小段,再慢慢插入。

(9)昏迷患者插胃管:插管前先协助患者去枕、头后仰,当胃管插至15cm(会厌部)时,左手将患者头部托起,使下颌靠近胸骨柄,以增大咽喉部通道的弧度,便于胃管插入(图7-7)。

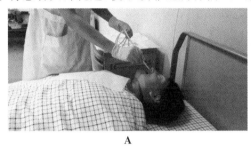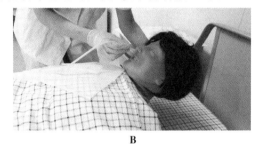

A　　　　　　　　　　　　　B

图7-7　为昏迷患者插胃管

(10)证实胃管位置的方法:①连接注射器于胃管末端,回抽时见有胃液;②置听诊器于胃部,用注射器快速将10ml空气从胃管注入,能听到气过水声;③将胃管末端放入盛水的碗中,无气泡逸出。如有大量气泡逸出,表示误入气管。

(11)固定胃管(图7-8):证实胃管在胃内后,用胶布固定胃管于鼻翼及面颊部,其中鼻翼处用工字贴固定。在距末端10cm处贴上管路标识,注明置管时间、深度并签名。

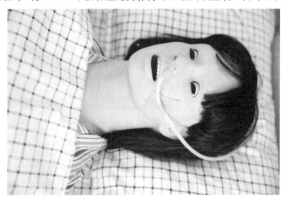

图7-8　固定胃管

2. 灌食法

(1)证实连接:每次灌食前,查看管路标识上的置管深度与实际深度是否一致,连接注射器于胃管末端回抽胃液,检查患者胃内是否有潴留及其他反应。确定胃管在胃内且通畅,患者无胃潴留等不良反应方可灌食。

(2)按序灌注流食(图7-9):先注入少量温开水,再缓慢灌注流质饮食或药液。通常灌食量≤200ml/次,间隔时间≥2h。鼻饲完毕后,再注入少量温开水冲洗胃管,避免鼻饲管内灌注液存积变质,造成胃肠炎或管腔堵塞。

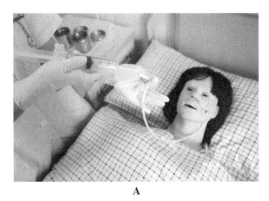 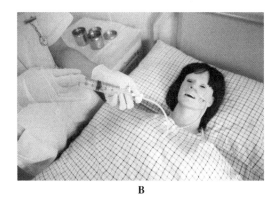

A   B

图 7-9　灌注流食

(3)包扎固定:关闭胃管末端的开关,避免空气进入引起腹胀,胃管末端纱布包裹后用橡皮圈系紧或夹子夹紧,必要时用别针固定于患者的衣领上。

(4)取位整理:协助患者取舒适体位,嘱患者维持原卧位 20～30min。整理床单位,清理用物。

(5)洗手及记录:洗手,记录鼻饲液的种类、量以及患者的反应。

(6)插管及首次灌食操作后指导:"张阿姨,胃管已经插好并且注入了一些流质食物,您有什么不舒服吗?""为了利于消化,防止食物反流,请您尽量保持现在的姿势 20～30min,在此期间,请不要自行拔管,在翻身、活动时注意防止胃管滑脱,如果出现胶布松脱或其他不舒服,请及时按呼叫器,我们会及时处理。""此外,食物不经过嘴巴了,口腔容易感染,所以这几天护士会来协助您进行口腔护理,保持口腔卫生,您先好好休息,有事请打铃叫我。"

3. 拔管法

(1)核对解释:核对医嘱及患者信息,向患者解释,告知拔管的原因。

(2)取掉胶布:戴清洁手套,置弯盘于患者口角旁,取下固定别针,揭去胶布,关闭或夹紧胃管末端。

(3)缓慢拔出胃管(图 7-10):用纱布包裹近鼻孔处的胃管,嘱患者深呼吸,在患者缓慢呼气时拔管,边拔边擦净胃管。到咽喉处快速拔出,以免液体滴入气管。

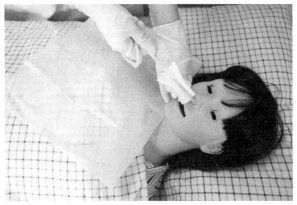

图 7-10　拔出胃管

(4)整理用物:反脱手套,包住拔除的胃管,置于弯盘中,置于治疗车下层。清洁患者口鼻、面部,擦去胶布痕迹,协助患者漱口,使患者卧位舒适,整理床单位,清理用物。

（5）做好记录：洗手，记录拔管的时间和患者的反应。

（6）拔管操作后指导："张阿姨，胃管已经拔掉了，您有什么不舒服吗？""一会请漱漱口，然后就可以经口进食了，根据医嘱，目前您可以进食半流质食物，比如粥、面条、馄饨等，肉和菜等可以加工成糊状，以利于您咀嚼、吞咽和消化，也有助于您伤口的恢复。""请您好好休息，呼叫器放在这里，如果有需要帮助的请及时按铃。"

四、综合评价

1. **操作要求** 护士动作轻柔、态度和蔼、与患者及家属沟通良好。

2. **实验要求** 患者理解插管的目的，主动配合；护士顺利、安全地插入胃管；患者通过鼻饲获得基本营养、水、药物。

3. **时间要求** 15min 内完成。

注意事项

1. **充分解释** 了解患者的病情、意识状态、活动能力、患者鼻腔局部的情况及心理反应，并向患者或其家属做好解释，缓解患者的紧张情绪。

2. **动作轻稳** 插管时动作轻柔，注意插管的方向以及患者的体位，以免损伤鼻腔和食道黏膜。

3. **检查证实** 每次灌食前，确定胃管在胃内且通畅，患者无胃潴留等不良反应方可灌食。

4. **掌握量、间隔时间及温度** 每次灌食量不超过 200ml，间隔时间不少于 2h，鼻饲液的温度应保持在 38～40℃。

5. **灌入药物** 鼻饲药物应尽可能使用液体制剂，或将固体片剂捣碎后用水溶解，并在温水中充分地摇匀，以防止堵塞胃管。但应注意有些药物不能研碎，如缓释片、控释片（胶囊）、肠溶衣片、胶囊或胶丸、双层糖衣等。在使用一种以上的药物灌入时，应分开注入，在注入两药的间隔，至少用 5ml 温开水冲洗胃管。

6. **长期鼻饲** 长期鼻饲者应每天进行口腔护理 2 次；鼻饲用物应每日更换消毒；胃管更换的周期参照胃管的材质及生产说明，更换时一般应于末次灌入流食后晚间拔管，次晨再从另一侧鼻腔插入。

思考题

1. 护士在患者饮食前、中、后，各应做好哪些护理工作？
2. 喂食过程中如患者出现恶心、呕吐，应如何处理？
3. 昏迷患者鼻饲的注意事项有哪些？
4. 如何护理长期鼻饲的患者？

（王莹）

第八章　物理治疗术

学习目标

1. **能力目标**　能掌握冰袋、乙醇擦浴、热水袋、热湿敷、烤灯的护理操作。
2. **知识目标**　能叙述冰袋、乙醇擦浴、热水袋、热湿敷、烤灯使用时注意事项。
3. **情感目标**　能有效与患者及家属沟通,态度亲切,体现人文关怀。

物理治疗术在临床护理中广泛使用,主要通过低于或高于人体温度的物质(如热水袋、冰袋等)刺激人体的体表皮肤,经神经传导引起皮肤和内脏器官血管的收缩和扩张,从而改变机体各系统体液循环和新陈代谢,达到消炎、止痛、止血、降温及增进舒适等目的,满足患者的身心需要。护理人员必须了解物理治疗术的基本知识,充分评估患者的病情,熟练运用物理治疗术。

物理治疗术内容包括冰袋、乙醇擦浴、热水袋、热湿敷、烤灯的护理操作等。

第一节　冰袋的使用

案例导入

施先生,28 岁,因大叶性肺炎入院治疗。责任护士为其测量生命体征,体温 39.8℃,脉搏 102 次/min,血压 120/70mmHg,根据医嘱给予施先生冰袋降温。

实验目的

帮助患者降温,增进患者舒适。

实验程序

一、评估

1. **评估患者**　评估患者年龄、病情、体温、意识状况、语言表达能力、活动能力、治疗情况及合作程度等;评估局部皮肤颜色、温度、有无感觉障碍等。
2. **评估环境**　病室环境整洁,通风良好,温湿度适宜。
3. **操作前解释**　"您好,我是您的责任护士小赵,能告诉我您的名字吗?""我叫施某某。""施先生,您好,您目前体温 39.8℃,医生开了医嘱,需要给您物理降温,我将使用冰袋为您降温,您会感觉舒适一点。""您先休息,我去准备用物,马上过来。"

二、计划

1. **护士准备**　确保衣帽整洁,洗手、戴口罩。

2. 用物准备

(1)治疗盘内：冰袋或冰囊(图 8-1)、布套、毛巾等。

(2)治疗盘外：帆布袋、冰块、木槌、盛有冷水的盆、勺等。

3. 环境准备 环境宽敞明亮,安静整洁,温度适宜。

三、实施

1. **准备冰袋**(图 8-1) 将冰块装入帆布袋内,用木槌敲碎成小块,放入盛有冷水的盆中,化去棱角。检查冰袋是否完整无破损,用勺将冰块装入冰袋 1/2～2/3 满,驱尽气后旋紧冰袋口,用毛巾擦干冰袋,倒置,检查无漏水,装入布套内备用。

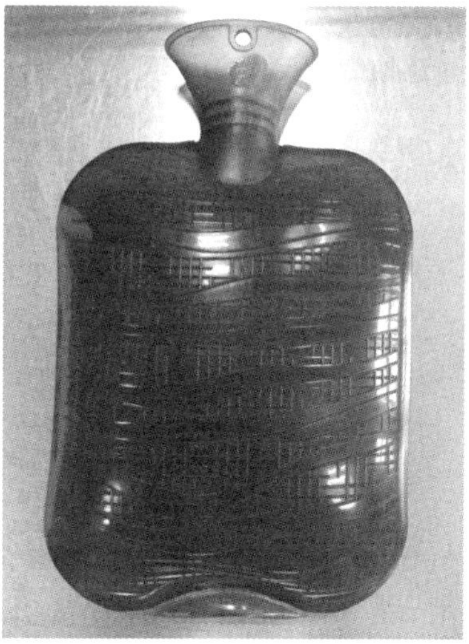

2. **核对解释** 携用物至床旁,核对患者信息,向患者及家属解释操作的目的、过程和需要配合的要求。

3. **体位准备** 协助患者取平卧位。

4. **放置冰袋** 降温者可放置在前额、头顶、颈部两侧、腋窝、腹股沟等大血管流经处,其中,前额部位应采用悬吊式以减少局部压力。扁桃体摘除术后患者放置在颈前颌下。

5. **放置时间** 不超过 30min,防止继发效应。

6. **观察** 观察疗效与局部反应。

图 8-1 冰袋

7. **整理用物** 取下冰袋,使患者卧位舒适,整理床单位。倒空冰袋,晾干,吹入少量空气旋紧备用。布袋送洗。

8. **做好记录** 30min 后测量体温,及时记录用冷时间、部位、效果及反应等。

9. **操作后指导** "施先生,您好,这会儿已经给您做完冰袋物理降温了,您感觉到舒适一些了吗？我等一会儿会给您再测量一下体温,如果您有其他不舒服的可以随时喊我,我会时常过来看您的。"

四、综合评价

1. **操作要求** 护士态度和蔼、动作轻柔、与患者良好的沟通,顺利、安全应用冰袋。

2. **实验要求** 患者未发生继发反应,局部皮肤无发紫、麻木及冻伤,患者达到降温、消肿镇痛、止血、消炎的目的。

3. **时间要求** 40min 内完成,其中冰袋放置时间不超过 30min。

ⓞ 注意事项

1. **局部观察** 随时观察冰袋有无渗漏,冰块融化程度,如有异常,应及时处理。如出现局部皮肤苍白、青紫或有麻木感,应立即撤去冰袋,防止冻伤,并报告医生处理。

2. **复查体温** 测量体温时间为用冰袋后 30min。若连续使用冰袋,须间歇 1h 后再使用。高热患者降温至 39℃ 以下时,可取下冰袋。

第二节 乙醇(温水)擦浴

案例导入

吴女士,26岁,因败血症收治入院,测体温40.5℃,责任护士遵医嘱,给予患者乙醇擦浴降温措施。

实验目的

1. 为高热患者降温。
2. 增进患者舒适。

实验程序

一、评估

1. **评估患者** 评估患者年龄、病情、体温、意识状况、语言表达能力、活动能力、治疗情况及合作程度等。评估患者有无感觉障碍,有无乙醇过敏史。

2. **评估环境** 病室环境整洁,通风良好,温湿度适宜。

3. **操作前解释** "您好,我是您的责任护士小丁,能告诉我您的名字吗?""我叫吴某某。""吴女士,您好,您现在体温40.5℃,现医嘱需要给您进行乙醇擦浴,以更好地为您降温,增进您的舒适。""在这个过程中可能需要您配合脱去衣物,您不用担心,我会给您做好相关措施注意保护您的隐私,请问您对乙醇过敏吗?""请您稍等,我去准备用物,马上过来。"

二、计划

1. **护士准备** 确保衣帽整洁,洗手、戴口罩。
2. **环境准备** 环境整洁、安静、舒适、安全、室温适宜、关闭门窗。
3. **用物准备**
(1)治疗盘内:冰袋及套、热水袋及套、大毛巾、小毛巾等。
(2)治疗盘外:盛放25％～35％乙醇溶液200～300ml(或温水),必要时备衣裤。

三、实施

1. **核对解释** 携用物至床旁,核对患者信息,向患者及家属解释操作的目的、过程和需要配合的要求,关门窗,拉上床帘,必要时协助排尿。

2. **置热水袋、冰袋** 将冰袋置于头部,以防拭浴时头部充血引起头痛;热水袋置于足底,促使足底血管扩张,减轻头部充血。

3. **松被脱衣** 取仰卧位,松开被子,协助患者脱上衣。浴巾垫于擦拭部位下。

4. **准备擦浴毛巾** 将小毛巾在乙醇溶液中浸湿并拧至半干,缠成手套状。

5. **擦浴方法** 离心方向边按摩(或拍打)边擦拭,在大血管处多停留并稍用力拍拭。

6. **拍拭顺序**
(1)双上肢:颈外侧→上臂外侧→手背;侧胸→腋窝→上臂内侧→手掌。
(2)背腰部:从颈下肩部→背部→臀部。大毛巾擦干皮肤,穿好上衣。

(3)双下肢:脱去裤子。髂骨→大腿外侧→足背;腹股沟→大腿内侧→内踝;股下→腘窝→足跟。擦干皮肤,穿好裤子。

7. 拍拭时间　每侧(四肢、腰背部)拍拭 3min,全程不超过 20min。

8. 观察病情　拍拭毕,取下热水袋,观察局部皮肤及患者反应。

9. 整理用物　使患者卧位舒适,整理床单位,拉开床帘,用物消毒后备用。

10. 做好记录　洗手,记录时间、效果及患者反应。

11. 复测体温　30min 后为患者测量体温,若体温降至 39℃ 以下,可取下头部冰袋,记录测得的体温值。

12. 操作后指导　"吴女士,您好,现在已经给您完成乙醇擦浴了,您感觉舒服一些了吗?""30min 后我会过来给您测体温,您现在好好休息,若有不舒适的感觉可以打铃叫我。"

四、综合评价

1. 操作要求　护士态度和蔼、动作轻柔、与患者及家属沟通良好。

2. 实验要求　患者未发生继发反应,无乙醇过敏及不良全身反应,体温下降,感到舒适。

3. 时间要求　30min 内完成。

注意事项

1. 放置冰袋及热水袋　头部放置冰袋,减少因头部充血而造成头部不适并有助降温;足底放置热水袋,促进下肢血管扩张有利于散热,使患者感觉舒适。

2. 注意禁忌　因乙醇擦浴在皮肤蒸发迅速,散热效果较强,所以血液病、新生儿禁忌使用;后颈、胸前区、腹部及足底部位禁用。

3. 观察病情　认真询问并观察患者反应,如出现寒战、面色苍白、脉搏和呼吸异常等情况,立即停止擦浴,并通知医生。

4. 复测体温　擦浴后 30min 测体温,并记录在体温单上。在冷疗时间控制范围内可配合使用冰袋,若体温降至 39℃ 以下,取下冰袋。

5. 保护隐私　由于擦浴过程中患者暴露的身体面积较大,所以需要注意保护患者隐私。

第三节　热水袋的使用

案例导入

孙先生,40 岁,因患疟疾收治入院第二天,患者 16:00 发生寒战,责任护士为其加盖棉被及用热水袋护理操作。

实验目的

1. 为患者保暖。

2. 增进患者舒适。

实验程序

一、评估

1. **评估患者** 评估患者的病情、意识状态、局部感觉、治疗情况、活动能力、对热的耐受性、自理能力、表达能力以及合作程度等。

2. **评估环境** 病室环境整洁,温湿度适宜。

3. **操作前解释** "您好,我是您的责任护士,能告诉我您的名字吗?""孙某某。""孙先生您好,由于疾病的关系,您可能会出现间歇性寒战、高热,目前您就处于寒战期,为了缓解您的症状,除了加盖被子,我想给您使用热水袋,请稍等,我准备一下,马上过来。"

二、计划

1. **护士准备** 衣帽整洁、洗手、戴口罩。

2. **环境准备** 环境整洁、安静、舒适、安全、室温适宜、避免对流风。

3. **用物准备** 热水袋及布套、毛巾、水温计、盛有热水的容器等。

三、实施

1. **测量水温** 一般适宜成人的水温为 60～70℃。婴幼儿、老年人,感觉迟钝、循环不良者,水温应低于 50℃。

2. **准备热水袋** 检查热水袋是否完整无破损。将热水袋放平去塞,边灌水边提高热水袋至 1/2～2/3 满,再缓慢放平热水袋并驱尽气体,旋紧热水袋口。用毛巾擦干热水袋。倒置、检查无漏水,装入布套内备用。

3. **核对解释** 携用物至床旁,核对患者信息,向患者及家属解释操作的目的、过程和需要配合的要求。

4. **体位准备** 协助患者取舒适卧位。

5. **放置热水袋** 放置在所需部位,将袋口朝向身体外侧。

6. **放置时间** 不超过 30min,防止继发效应。

7. **观察** 局部皮肤及患者反应。

8. **整理用物** 取下热水袋,使患者卧位舒适,整理床单位。倒空热水袋,晾干,吹入少量空气旋紧备用。布袋送洗。

9. **做好记录** 洗手,记录用热的部位、时间、效果及反应等。

10. **操作后指导** "孙先生,热水袋用着是否感觉舒适一点了?请注意使用时间,不要超过 30min,不然可能出现不良反应,您先好好休息,有事请打铃叫我。"

四、综合评价

1. **操作要求** 患者理解热疗目的,主动配合,护士顺利、安全应用热水袋。达到保暖、舒适、解痉、镇痛的目的。

2. **实验要求** 患者未发生继发反应,局部皮肤无潮红、疼痛及烫伤等。

3. **时间要求** 40min 内完成。

注意事项

1. **水量合适** 热水袋灌水过多而膨胀,则影响舒适和接触面积。如炎症部位热敷,热水袋应灌入 1/3 满,以防因压力过大而引起疼痛。

2. 观察交班 严格执行交接班,必要时床边交班。如热水袋有渗漏应及时处理;如局部皮肤出现潮红、疼痛,应立即撤热水袋,并局部涂抹凡士林保护皮肤。

3. 防止烫伤 特殊患者使用过程中,除调低水温外应加厚热水袋包裹,以防烫伤。

第四节 热湿敷

案例导入

罗奶奶,76 岁,因慢性肺源性心脏病入院治疗,医嘱给补液抗感染治疗,责任护士为其实施静脉输液,半小时后巡视,发现输液部位手臂肿胀明显,李佳即为患者更换注射部位,肿胀部位给予热湿敷处理。

实验目的

1. 帮助患者消肿、止痛。
2. 增进患者舒适。

实验程序

一、评估

1. 评估患者 评估患者的病情、意识状态、局部感觉、治疗情况、活动能力、对热的耐受性、自理能力、表达能力以及合作程度等。

2. 评估环境 病室环境整洁,温湿度适宜。

3. 操作前解释 "您好,我是您的责任护士小李,能告诉我您的名字吗?""我叫罗某某。""罗奶奶,您好,您输液侧的手臂出现了一些肿胀,需要给您热湿敷,目的是促进消肿和止痛,大概时间为 15～20min,请您配合一下。"

二、计划

1. 护士准备 确保衣帽整洁,洗手、戴口罩。

2. 环境准备 环境整洁、安静、舒适、安全,室温适宜,避免对流风。

3. 用物准备

(1)治疗盘内:长钳 2 把、敷布 2 块、水温计、凡士林、纱布、棉签、棉垫、橡胶单、治疗巾等。局部有伤口另备:换药用物。必要时备大毛巾、热水袋。

(2)治疗盘外:盛有热水的容器。

三、实施

1. 核对解释 携用物至床旁,核对患者信息,向患者及家属解释操作的目的、过程和需要配合的要求。

2. 体位准备 取适当体位使患者暴露,将橡胶单、治疗巾垫于患处下方。

3. 保护患处 在患处涂凡士林,再加盖一层纱布。

4. 浸润敷布 将敷布放于热水中浸透,持长钳夹起敷布并拧至半干,以不滴水为度。

以腕部内侧试温,不烫为宜。温度一般为 50～60℃。

5. **热敷患处** 展开敷布,适当折叠,覆盖于患处,上盖棉垫。如局部为开放性伤口,须按无菌操作原则湿敷。

6. **更换方法** 每 3～5min 更换一次敷布。用热源或及时更换热水的方式维持温度,如感过热,掀起敷布一角散热,保护患者,防止烫伤。

7. **治疗时间** 15～20min 为宜,防止继发效应。注意观察局部皮肤及患者反应。

8. **整理用物** 拭干局部皮肤,使患者卧位舒适,整理床单位,用物消毒后备用。

9. **做好记录** 洗手,记录治疗部位、时间、效果及反应。

10. **操作后指导** "罗奶奶您好,热湿敷已经给您做完了,您手臂肿胀的感觉好些了吗?等一会儿您尽量不要用手去抓或揉,如果有不舒服您随时喊我,我会时常过来看您的。"

四、综合评价

1. **操作要求** 患者理解热疗目的,主动配合,护士态度和蔼、动作轻柔、顺利、安全应用热湿敷法。

2. **实验要求** 患者达到消炎、消肿、止痛、解痉的效果,未发生继发反应,局部皮肤无烫伤,无伤口感染及全身不适。

3. **时间要求** 25～30min 完成。

注意事项

1. **注意温度** 检查敷布的温度变化,及时更换。
2. **观察皮肤** 同时观察局部皮肤情况及倾听患者主诉,以防烫伤发生。

第五节　烤灯的使用

案例导入

孙先生,28 岁,阑尾炎术后 5d,切口局部有红肿。护士遵医嘱为其实施烤灯治疗。

实验目的

1. 帮助患者消炎、镇痛、解痉。
2. 增进患者舒适。

实验程序

一、评估

1. **评估患者** 评估患者的病情、意识状态、局部感觉、治疗情况、活动能力、对热的耐受性、自理能力、表达能力以及合作程度等。

2. **评估环境** 病室环境整洁,温湿度适宜。

3. **操作前解释** "您好,我是您的责任护士小程,请问您叫什么名字?""孙某某。""孙先生您好,上午医生查房发现您的切口局部有红肿,可能存在炎症反应,医生开了医嘱予以红外线烤灯照射,有利于切口炎症的消散,时间大概 20～30min,您如需要如厕可以先去。我去准备用物,马上过来。"

二、计划

1. **护士准备**　确保衣帽整洁,洗手、戴口罩。
2. **环境准备**　环境整洁、安静、舒适、安全、室温适宜、避免对流风。
3. **用物准备**　鹅颈灯或红外线灯,必要时备有色眼镜、屏风等。

三、实施

1. **核对解释**　携用物至床旁,核对患者信息,向患者及家属解释操作的目的、过程和需要配合的要求。
2. **体位准备**　协助取舒适卧位,暴露患处,必要时屏风遮挡。前胸、面颈部照射时应戴有色眼镜,以保护眼睛。
3. **调节烤灯**　烤灯距离患处上方或侧方 30～50cm,接通电源,打开开关,手试温热适宜。
4. **观察反应**　注意观察局部皮肤及患者反应。
5. **关闭烤灯**　照射 20～30min 后关灯,拔除电源。
6. **整理用物**　使患者卧位舒适,整理床单位。
7. **做好记录**　洗手,记录照射部位、时间、效果及反应等。
8. **操作后指导**　"孙先生,治疗已经结束,我马上通知医生过来给您换药,您有什么不舒服的可以随时打铃叫我。"

四、综合评价

1. **操作要求**　护士态度和蔼、动作轻柔、与患者沟通良好,顺利、安全应用烤灯。
2. **实验要求**　患者理解热疗目的,主动配合,达到消炎、镇痛、解痉、伤口愈合的效果,未发生局部皮肤烫伤、眼睛受损、全身不适等。
3. **时间要求**　40min 内完成。

注意事项

1. **选择合适灯泡**　红外线烤灯用于手、足的选用 250W,用于胸、腹、腰、背部的使用 500～1000W;鹅颈灯一般为 40～60W。
2. **控制治疗时间**　20～30min 为宜,一般不超过 30min。
3. **注意遮挡部位**　照射接近眼睛的部位(面、颈及前胸部)时,应予湿纱布遮盖眼部或戴有色眼镜。
4. **观察局部皮肤**　使用期间注意观察患者反应,若患者感觉过热、心慌、头晕等,应及时停止;若血液循环障碍、意识不清、局部感觉障碍、有瘢痕者应加大灯距,防止烫伤;如出现紫红色,应立即停止照射,局部涂凡士林,以保护皮肤。

思考题

1. 给予老年人热水袋保暖时,需要注意哪些事项?
2. 乙醇擦浴时为什么要在头上放置冰袋,足底放热水袋?

(陈杭健)

第九章　药物治疗术

1. 能力目标　能根据患者的不同情况采取适宜的给药方法,并能比较不同给药方法的优缺点。

2. 知识目标　能阐述给药的基本知识、各种给药方法的目的及注意事项,说出药物过敏试验的原理及各类药物过敏试验的浓度。

3. 情感目标　操作过程中能严格遵守查对制度、无菌操作,做到慎独,能关心患者,有同理心。

药物治疗术是医疗过程中最为常用的一种治疗方法。临床护理工作中,护士在备药、给药、观察患者用药后的反应和药品的管理等方面承担着重要的责任。通过给药可以帮助患者治疗疾病、减轻症状,达到预防疾病、协助诊断及维持机体正常生理功能的目的。

第一节　口服给药术

案例导入

张大伯,76 岁,退休工人。反复胸闷、气急、头晕 1 月余,门诊拟心力衰竭收住病房。检查:T 36.5℃,HR 79 次/min,R 20 次/min,BP 145/80 mmHg。医嘱地高辛 0.25mg qd po;螺内酯 40mg tid po。

实验目的

1. 遵医嘱协助患者安全、正确地实施口服给药,并观察药物疗效。

2. 确保药物经胃肠道吸收,以减轻症状,治疗疾病,维持正常生理功能,协助诊断、预防疾病。

实验程序

一、评估

1. 评估环境　病室环境清洁、安全、宽敞明亮。

2. 评估患者　患者的病情、年龄、意识状态、治疗情况及自理能力等;患者的吞咽能力,患者有无口腔或食管疾患,有无恶心、呕吐等症状及其严重程度;患者的用药史和药物过敏史;患者对治疗的态度,对所用药物的认知程度及合作程度等。

3. 评估药物　药物的质量、标签、有效期和批号等。

4. 操作前解释　"您好,我是您的责任护士,能告诉我您的名字吗?""我是张某某。""张大伯,今天感觉还好吗?口服药为您准备好了,服药前,我需要听诊下您的心率。""张大伯,您的心率是79次/min,是正常的,这些药都是饭后服用的,您吃过早饭了吧?水杯里的水温还合适吗?""今天发给您的两种药,一种是地高辛,它有强心的作用,能改善您的疾病症状;另一种是螺内酯,它有利尿的作用,改善您的下肢水肿程度。"

二、计划

1. **护士准备**　确保衣帽整洁,修剪指甲,洗手,戴口罩。

2. **用物准备**　发药车、所用药物、服药本、小药卡、药盘、药匙、药杯、小水壶(内盛温开水)、研钵、量杯、湿纱布、滴管、小毛巾等。

3. **环境准备**　环境整洁、安静、明亮。

三、实施

1. **核对药物**　病区中心药房统一发药至病区后,护士核对药物和药物执行单,确认无误后,分别放入发药盘(车)相应的口服药框内。请另一名护士按照查对制度再将药物、药卡与药物执行单核对一遍,以确保无误。

2. **发药**

(1)洗手,在规定时间携带药物执行单、发药盘(车)、温开水,按病床号顺序送药到患者床前。

(2)核对药卡、床号、姓名、药名、剂量、浓度、时间、用法,并让患者自己说出姓名,佩戴腕带者可核对腕带,或扫描条形码,核对无误后方可发药。

(3)协助患者取舒适卧位,解释用药的目的及注意事项。

(4)倒温开水或使用饮水管,协助患者服药,确认服下,再次核对后方可离开。危重及不能自行服药者应喂服,婴幼儿、鼻饲或上消化道出血者,发药前将药片(除缓释片、控释片外)碾碎。鼻饲者将药物碾碎,用水溶解后按鼻饲法喂服。因故未服药者,将药带回保存,适时再发或交班。高龄及痴呆者,服药后嘱其张口,以确认药物已服下。

(5)根据药物特性进行用药指导。

3. **发药后处理**　协助患者取舒适卧位,整理床单位。整理、清洁药盘,药杯按要求分类处理。洗手,记录。巡视病房,观察患者服药后的效果及不良反应。

4. **操作后指导**　"张大伯,口服药都服完了,现在感觉怎么样?您刚刚服用的螺内酯,它有利尿的作用,所以服药后,小便量会有所增加,这是正常的。您的病情需要多卧床休息。饮食上尽量要吃低盐、容易消化的食物,每餐不要吃得过饱,多吃水果、蔬菜,预防便秘。有任何不适请及时打铃叫我。"

四、综合评价

1. **操作要求**　操作规范,动作准确、熟练,符合要求。

2. **实验要求**　给药准确、有效,护患沟通有效,患者情绪稳定,配合护士操作,患者或家属能说出药物的服用方法及注意事项。

🔘 注意事项

1. **严格三查七对**　严格执行查对制度,防止差错事故的发生。一次不能同时取出两个患者的药物,以免发生取错、发错药物事件。

2. **注意观察反应**　观察患者服药后的治疗效果和不良反应,如有异常情况应及时与医生联系,酌情处理。

3. **认真对待疑问** 发药时,若患者提出疑问,护士应虚心听取,重新核对,确认无误后给予耐心解释,再给患者服下。

4. **正确指导服法** 药液不足 1ml 时须用滴管计量。用滴管给药时,滴管尖与药液水平倾斜成 45°,计量准确(按 1ml 为 15 滴计算)。如药液不宜稀释时,可将药液直接滴在面包或饼干上服用。需吞服的药物通常用 40～60℃温开水送服,不可用茶水或饮料服药。

5. **及时健康教育** 为了提高疗效,减少不良反应,应做好服药的健康指导。

(1)对胃黏膜有刺激性的药物宜饭后服,使药物与食物均匀混合,有助于食物消化并减少药物对胃黏膜的刺激;健胃药宜在饭前服,因其刺激味觉感受器,能促进胃液分泌,增进患者食欲。

(2)抗生素需在血液内保持有效浓度,应按医嘱准时服药。

(3)对呼吸道黏膜起安抚作用的药物,如止咳糖浆等,服后不宜立即饮水,一般应在服药后 15min 才可饮水。

(4)对牙齿有腐蚀作用或易使牙齿染色的药物,可用吸管吸服,避免药液与牙齿接触。且应于服药后及时漱口以保护牙齿。

(5)磺胺类药物代谢时易在肾脏形成结晶,故服后应嘱咐患者多饮水,促进药物排泄。

(6)服用强心甙类药物前,应先测脉率。脉率低于 60 次/min 或心律不齐者,应暂停发药并立即报告医生。

(7)有相互作用的药物不宜同时或在短时间内服用,应合理安排服药时间,使药物充分发挥疗效。

第二节 注射给药术

【药液抽吸法】

实验目的

从安剖或密闭瓶中正确抽吸药液以进行注射给药。

实验程序

一、评估

1. **评估环境** 环境整洁、安静,符合无菌操作原则要求。
2. **评估药物** 药物名称、有效期、外包装、有无沉淀、浑浊、变色等现象。

二、计划

1. **护士准备** 衣帽整洁,修剪指甲,洗手,戴口罩。
2. **用物准备** 注射盘、无菌治疗巾、一次性无菌注射器、注射本或注射单(卡)、碘伏棉签、无菌纱布、砂轮、打孔器、药物,锐器处理盒、医疗垃圾桶、生活垃圾桶等。
3. **环境准备** 环境整洁、安静,符合无菌操作原则。

三、实施

1. **核对药物** 严格执行查对制度,双人核对药物,包括药名、浓度、剂量、有效期及药品质量。

2．铺无菌盘　铺无菌治疗巾于注射盘内备用。

3．吸取药液

（1）自安瓿内吸取药液：①消毒及折断安瓿。将安瓿尖端药液弹至体部,在安瓿颈部用消毒棉签消毒并划一锯痕,再用消毒棉签消毒后折断安瓿（图9-1）。若安瓿颈部上方有蓝点标记,则为易折安瓿,无需砂轮划痕,可直接消毒棉签消毒后折断安瓿。②抽吸药液。选择合适的注射器,按一次性无菌物品进行检查。打开包装将注射器连接后试抽,试抽通畅后排出空气,左手食指和中指夹起安瓿,右手将注射器针头斜面向下置入安瓿内的药液中,左手拇指、无名指握住空筒,右手拇指、食指和中指持活塞柄,抽动活塞,吸取药液（图9-2）。抽吸药液时,针尖斜面应始终向下浸于药液中,有利于吸尽药液,针头不可触及安瓿外口。

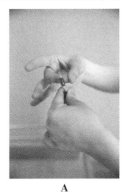
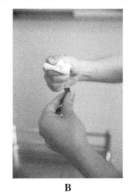

A　　　　　　　B

图9-1　折断安瓿　　　　　图9-2　自安瓿抽吸药液

（2）自密封瓶内吸取药液：①打孔消毒。用打孔器除去铝盖中心部分,常规消毒瓶塞,待干。②注气。选择合适的注射器,按一次性无菌物品进行检查。打开包装连接注射器并试抽,试抽通畅后吸入与所需药液等量的空气,将针头插入瓶内,注入空气。③抽吸药液。倒转药瓶,使针头始终在液面下,吸取药液至所需剂量（图9-3）,转正药瓶,以右手食指固定针栓,拔出针头。

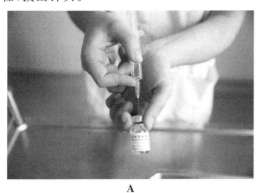
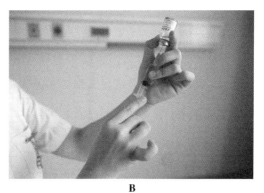

A　　　　　　　　　　　　　B

图9-3　自密封瓶抽吸药液

4．排尽空气　使注射器针头垂直向上,轻拉活塞,将针栓、针梗中药液抽入注射器内,并使气泡集于靠近针头处,轻推活塞,排尽空气。如注射器针头偏向一侧,排气时,应使注射器针头在最高处,使气泡集中于针头根部,便于排尽空气（图9-4）。

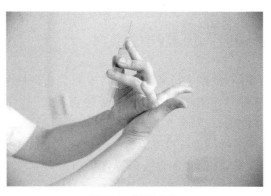

图 9-4　排尽空气

5. 保持无菌　排气毕,将空安瓿或药瓶套在针头上,再次核对后放入无菌巾内备用。也可套上针头套,但须将安瓿或药瓶放于一边,以便查对。需要时,在注射器外贴上标签。

四、综合评价

1. 操作要求　严格执行查对制度和无菌操作原则。

2. 实验要求　药物剂量准确,无浪费,无差错。

⊙ 注意事项

1. 严格三查七对　严格执行查对制度,所有药物需双人核对,杜绝差错发生。

2. 严格无菌原则　抽吸药液时,手只可触及针栓和活塞柄,不可触及活塞体,以免污染活塞导致药液污染。始终保持针头无菌,不可触及安瓿外口,药液应现用现抽吸,以免药液被污染及效价降低。

3. 正确选择溶媒　吸取结晶、粉剂药物时,用生理盐水或专用溶媒将其溶解后吸取;混悬剂摇匀后立即吸取;油剂可稍加温或双手对搓药瓶(药液易被热破坏者除外)后,用稍粗针头吸取。

【常用注射法】

皮内注射法——青霉素药物过敏试验

⊙ 案例导入

赵先生,43 岁,因急性阑尾炎收治入院,医嘱予以生理盐水 100ml 加青霉素 320 万 U ivgtt bid 治疗。注射前请为该患者实施青霉素皮试。

⊙ 实验目的

1. 进行药物过敏试验,以观察有无过敏反应。

2. 预防接种。

3. 局部麻醉的起始步骤。

⊙ 实验程序

一、评估

1. 评估环境　环境整洁、安静,光线适宜,符合无菌操作原则要求。

2. **评估患者** 患者的病情、年龄、意识状态、心理状态及合作程度等；注射部位的皮肤状况；患者用药史、药物过敏史及家族史。

3. **操作前解释** "您好，我是您的责任护士，能告诉我您的名字吗？""我是赵某某。""赵先生，因疾病治疗的需要，医嘱予以注射青霉素抗生素治疗，在使用这种药物之前，我们需要给您进行药物过敏试验。""请问您以前有没有用过青霉素药物？您和您的家人对青霉素是否有过敏史？您吃过早饭了吗？""等会儿我们会在您前臂掌侧下段处，注入少许药物形成皮丘，让我检查下您的手臂皮肤情况。""您的皮肤情况适合注射，请您稍等，我准备好药物马上过来给您做药敏试验。"

二、计划

1. **护士准备** 保持衣帽整洁，修剪指甲，洗手，戴口罩。

2. **用物准备** 注射盘、75％乙醇棉签、无菌治疗巾、1ml 注射器、$4\frac{1}{2}$ 号针头、注射单（卡）、医嘱用药物，锐器处理盒、医疗垃圾桶、生活垃圾桶。如为药物过敏试验应另备 0.1％盐酸肾上腺素 1mg，5ml 注射器等。

3. **环境准备** 确保环境整洁、安静，光线适宜，符合无菌操作要求。

三、实施

1. **评估解释** 评估患者病情、用药情况等。皮试者还需询问用药史、过敏史和家族史，向患者解释注射目的和注意事项并取得配合。

2. **核对备药** 铺无菌巾于注射盘内，护士双人核对注射单（卡），遵医嘱抽吸药液，放入无菌盘内。

3. **核对患者** 携用物至患者处，核对患者床号、姓名、药名、浓度、剂量、给药时间、给药方法等。

4. **选择部位** 根据治疗目的选择注射部位，用 75％乙醇棉签消毒注射部位皮肤，以穿刺点为中心消毒直径约 5cm，待干。

5. **再次核对** 再次核对患者信息，并（再次）排尽注射器内的空气。

6. **皮内注射法注射药物** 左手绷紧局部皮肤，右手以平执式持注射器，针头斜面向上，与皮肤呈 0°～5°刺入皮内。待针头斜面全部进入皮内后，再进入少许(图 9-5)。放平注射器，用左手拇指固定针栓，右手慢慢推注药液，注入 0.1ml，使注射部位皮肤变白、毛孔变粗、局部隆起形成一皮丘。

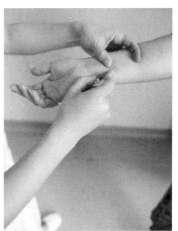

图 9-5 皮内注射法注射药物

7. **注射完毕** 注射完毕，迅速拔出针头，勿以棉签按压。

8. **核对告知** 操作后再次核对患者信息，指导患者不要按揉针孔，且暂勿离开病房，如有任何不适立即告知。告知患者 15～20min 后评估结果，必要时与患者对表。

9. **清洁整理** 分离注射器，将针头放入锐器处理盒，空筒放入医疗垃圾桶，协助患者取舒适卧位，整理床单位。

10. **观察结果** 20min 后双人评估结果，将结果告知患者及家属，洗手并把结果记录在医疗文件上，双签名。

11. 操作后指导 "赵先生,您的皮试做好了,谢谢您的配合,您感觉怎样? 皮试的部位不能用力按压,也不能抓挠,皮试 20min 后,我们会来观察皮试结果,这期间如果有任何不适,请立即打铃告诉我们,呼叫器就放在您枕边了,请您不要离开病房。"

四、综合评价

1. 操作要求 规范操作,动作熟练,患者安全。

2. 实验要求 进针手法及角度正确,护患沟通有效,患者情绪稳定,愿意接受并积极配合。患者或家属能说出药物的相关知识、治疗目的、注意事项等。

注意事项

1. 规范操作 严格执行查对制度和无菌操作原则。

2. 仔细询问 做皮试前,应详细询问用药史、过敏史及家族史,如患者对需要注射的药物过敏,则不可做皮试。

3. 忌用碘类消毒剂 忌用碘类消毒剂消毒注射局部,避免按揉注射局部,进针勿过深,以免影响对结果的观察。

4. 假阳性的处理 若对皮试结果有怀疑,需做对照试验。用另一注射器及针头,在另一侧前臂相应部位注入 0.1ml 生理盐水,20min 后对照结果。

皮下注射法

案例导入

徐先生,74 岁,因急性心梗收治入院。入院后行冠心病介入治疗,经治疗,病情得到控制。目前患者意识清醒,术后医嘱予:低分子肝素 5000U,皮下注射,Q12h,连续 3 日。

实验目的

1. 不能经口服用的药物,要求在一定时间内发生疗效。
2. 预防接种。
3. 局部麻醉用药。

实验程序

一、评估

1. 评估环境 环境整洁、安静,光线适宜,符合无菌操作原则要求。

2. 评估患者 患者的病情、年龄、意识状态及肢体活动能力,注射部位的皮肤状况,患者的治疗情况,对皮下给药的认知程度及合作程度等。

3. 操作前解释 "您好,我是您的责任护士,能告诉我您的名字吗?""我是徐某某。""您现在刚进行了介入治疗,术后需要进行皮下注射低分子肝素药物治疗,它的主要作用是抗凝,可以防止血液再次堵塞血管,这个药需要连续用三天。""您喜欢选择哪个部位注射? 左手臂是吧? 让我看看您左手臂情况。""您手臂皮肤情况良好,适合注射,我去准备用物,马上过来。"

二、计划

1. **护士准备** 衣帽整洁,修剪指甲,洗手,戴口罩。

2. **用物准备** 注射盘、无菌治疗巾、碘附棉签、一次性干棉签、注射单(卡)、1~2ml注射器、$5\frac{1}{2}$~6号针头、医嘱用药物,锐器处理盒、医疗垃圾桶、生活垃圾桶等。

3. **环境准备** 环境整洁、安静,光线适宜,符合无菌操作原则要求。

三、实施

1. **评估解释** 评估患者的病情、治疗情况及合作程度,观察患者注射部位局部皮肤状况等。向患者解释目的和注意事项以取得合作。

2. **核对备药** 护士双人核对注射卡,按医嘱备药,检查有效期,铺无菌巾于治疗盘内,吸取药液,放于治疗盘内。

3. **核对患者** 备齐用物携至床边,核对患者床号、姓名、药名、浓度、剂量、给药时间、给药方法等。

4. **选择部位** 结合治疗目的选择合适的注射部位,碘伏常规消毒皮肤,直径约5cm,待干。

5. **核对排气** 注射前再次核对,排尽注射器内空气。

6. **皮下注射法注射药物** 左手无名指和小指间夹一干棉签,绷紧局部皮肤,右手持注射器,食指固定针栓,针头斜面向上与皮肤呈30°~40°,迅速刺入针梗的1/2或2/3,右手固定针筒,用左手抽动活塞检查无回血后,缓慢推注药液(图9-6)。

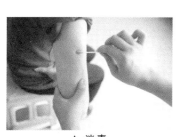 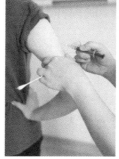 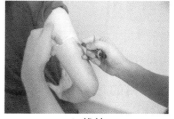

| A. 消毒 | B. 进针 | C. 拔针 |

图9-6 皮下注射法注射药物

7. **注射完毕** 注射完毕后,用干棉签轻压针眼处快速拔针,棉签按压片刻至不出血(图9-7)。

8. **核对观察** 操作后再次核对患者信息,按常规清理用物,协助患者取舒适卧位,观察患者反应,询问患者感受。

9. **整理记录** 整理床单位,洗手,必要时记录。

10. **操作后指导** "徐大伯,药已经为您注射好了。在用药期间,您需注意观察自己的皮肤黏膜、牙龈等有无出血情况,如果有异常情况,您需要及时告诉我们。""那您好好休息,有什么需要,您可以随时按床头铃呼叫我们,谢谢您的配合。"

四、综合评价

1. **操作要求** 操作规范,动作熟练,患者安全。

2. **实验要求** 进针角度及操作方法正确,无危险发生。患者清楚注射的目的,积极配合。

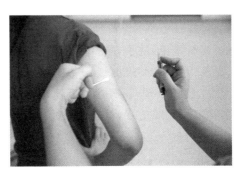

图 9-7　皮下注射完毕后,干棉签轻压

注意事项

1. 严格查对　严格执行查对制度和无菌操作原则。

2. 规范操作　推注药液前应先回抽,确认无回血后,方可注入药液。针头刺入角度不宜超过 45°,以免刺入肌肉层。注射药液少于 1ml 时,必须用 1ml 注射器抽吸药液,以保证注入药物剂量准确。

3. 特殊处理　对于过度消瘦者,可捏起注射部位组织,使穿刺角度适当减小;对皮肤刺激作用强的药液一般不做皮下注射;对需长期反复皮下注射的患者(如糖尿病患者注射胰岛素),应有计划地经常更换注射部位,以增加药液吸收。

肌内注射法

案例导入

赵先生,43 岁,因急性扁桃体炎来院就诊,医嘱予以青霉素 80 万 U im bid 治疗。责任护士小赵,刚给该患者做完青霉素皮试,结果判读为阴性。现将为该患者肌内注射青霉素。

实验目的

1. 注射需迅速发挥药效和不能口服或静脉注射的药物。
2. 药物刺激性较强或剂量较大,不适于皮下注射。

实验程序

一、评估

1. 评估环境　环境整洁、安静,光线适宜,符合无菌操作原则要求。

2. 评估患者　患者的病情、年龄、意识状态及肢体活动能力,注射部位的皮肤状况,患者的治疗情况,对肌内注射的认知程度及合作程度等。

3. 操作前解释　"您好,我是您的责任护士,能告诉我您的名字吗?""我是赵某某。""赵先生,因疾病治疗的需要,医嘱予以注射青霉素治疗,我们刚刚给您进行了皮试,皮试结果是阴性,所以,等会儿我将为您进行青霉素臀部肌内注射,您决定打哪边臀部? 右边是吗? 那让我看看是否适合注射。""好的,您右侧臀部皮肤情况良好,适合注射,我现在去准备用物,请您稍等。"

二、计划

1. **护士准备** 保持衣帽整洁,修剪指甲,洗手,戴口罩。

2. **用物准备** 注射盘、碘伏棉签、无菌治疗巾、一次性干棉签、注射单(卡)、2~5ml注射器、6~7号针头、医嘱用药物、锐器处理盒、医疗垃圾桶、生活垃圾桶等。

3. **环境准备** 环境整洁、安静,温度适宜,光线明亮,符合无菌操作要求。必要时需床帘或屏风遮挡。

三、实施

1. **评估解释** 评估患者的病情、治疗情况及合作程度,观察患者注射部位局部皮肤状况等。向患者解释注射的目的和注意事项以取得合作。

2. **核对备药** 护士双人核对注射卡,检查药物有效期,铺无菌巾于注射盘内,吸取药液,放于治疗盘内。

3. **核对患者** 备齐用物携至患者床边,核对患者床号、姓名、药名、浓度、剂量、给药时间、给药方法等。

4. **选择体位** 指导或协助患者摆放合适体位以使肌肉放松,可选侧卧位或坐位。

5. **确定部位** 结合治疗目的选择合适的注射部位(成人肌内注射最常用部位为臀大肌,可用十字法或连线法定位),长期注射的患者需制订注射部位更换计划。碘伏常规消毒皮肤,直径约5cm,待干。

6. **核对排气** 注射前再次核对,排尽注射器内空气。

7. **肌内注射法注射药物** 左手无名指和小指间夹一干棉签,以左手拇指和食指绷紧局部皮肤,右手以执笔式持注射器,中指固定针栓,针头和皮肤呈90°,用手臂带动腕部力量,快速刺入肌肉内,一般进针2.5~3cm(针梗的2/3)。右手固定针头,松开左手,抽动活塞,确认无回血后,用左手匀速缓慢推注药液,注意观察患者反应。注射完毕,用无菌干棉签按压于针眼处迅速拔针,按压至不出血为止(图9-8)。

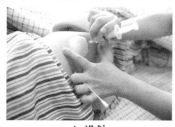
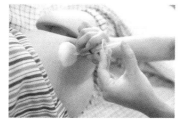
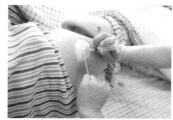

| A. 进针 | B. 推药 | C. 拔针 |

图9-8 肌内注射法注射药物

8. **注射完毕** 注射后再次核对药物及患者信息,分离注射器,将针头和空安瓿置于锐器处理盒,空筒置于医疗垃圾桶。

9. **观察反应** 注意观察患者用药反应,询问患者感受。

10. **整理记录** 协助患者整理衣被,取舒适卧位,整理床单位,洗手,必要时记录。

11. **操作后指导** "赵先生,已经为您注射好了,青霉素注射后对局部肌肉有一定刺激,容易发生硬结,您可在注射后2~3h用温毛巾热敷注射部位,但不能注射后立即热敷,以免造成药液回渗或感染。""您先好好休息,有任何需要可以随时按床头铃呼叫我们,谢谢您的配合。"

四、综合评价

1. 操作要求　严格无菌,操作规范、熟练,患者安全。
2. 实验要求　进针手法及角度正确,护患沟通有效,患者清楚注射的目的,愿意配合。

注意事项

1. 严格三查七对　严格执行查对制度和无菌操作原则。
2. 掌握无痛技术　熟练运用无痛注射方法,分散患者的注意力,减轻疼痛。
3. 检查回血　见无回血后方可再注入药液。若见回血,应拔出针头重新消毒、注射。
4. 幼儿注射　2 岁以下婴幼儿不宜选用臀大肌注射,因幼儿在未能独立行走前,其臀部肌肉发育不好,臀大肌注射有损伤坐骨神经的危险,应选用臀中肌、臀小肌注射。
5. 防止断针　切勿将针梗全部刺入,以防针梗从根部衔接处折断,难以取出。
6. 硬结处理　多次注射后,局部易形成硬结,可用热水袋或热湿敷、理疗等方法处理。需要两种药液同时注射时,应注意配伍禁忌。

静脉注射法

案例导入

王先生,62 岁,因心力衰竭入院,医嘱予以 5％葡萄糖 20ml＋毛花苷 C 0.4mg 静脉注射,护士为患者实施静脉注射。

实验目的

1. 迅速发挥药效,尤其多用于急重症的治疗和抢救。
2. 解决药物不宜口服、皮下或肌内注射的问题。
3. 注入药物以做某些诊断性检查,如酚红试验,肝、肾、胆囊等 X 线摄片检查。
4. 静脉营养治疗。

实验程序

一、评估

1. 评估环境　保持环境整洁、安静,光线适宜,符合无菌操作原则要求。
2. 评估患者　患者的病情、年龄及治疗情况,患者的意识状态、肢体活动能力,对静脉注射给药的认知程度及合作程度。穿刺部位的皮肤状况、静脉充盈度及管壁弹性。
3. 操作前解释　"您好,我是您的责任护士,能告诉我您的名字吗?""我是王某某。""王先生,您现在感觉怎么样? 根据您疾病治疗的需要,我们需要给您静脉内注射药物毛花苷 C,注射前,我先评估下您前臂的静脉情况。""您的静脉情况尚好,可以注射,过一会儿,我过来帮您注射,希望您能配合我们。"

二、计划

1. 护士准备　保持衣帽整洁,修剪指甲,洗手,戴口罩。
2. 用物准备　注射盘、注射单(卡)或医嘱本、注射器(按药量备)、针头或头皮针头(6～9 号)、碘伏消毒棉签、一次性干棉签、止血带、胶布、一次性敷贴、一次性治疗巾、药液,锐器处理盒、医疗垃圾桶、生活垃圾桶等。

3. **环境准备**　确保环境整洁、安静,光线适宜,符合无菌操作原则要求。

三、实施

（一）四肢静脉注射

1. **评估解释**　评估患者的病情、治疗情况及合作程度,观察患者注射部位局部皮肤状况等。向患者解释静脉注射的目的和注意事项以取得合作。

2. **核对备药**　护士双人核对药物,按治疗单或医嘱单准备好药液。铺无菌巾于注射盘内,抽取药液,更换头皮针并排气,放于治疗盘内。

3. **核对患者**　携用物至床边,核对患者床号、姓名、药名、浓度、剂量、给药时间、给药方法等。

4. **选择血管**　选择合适的静脉,以手指探明静脉方向及深浅。在穿刺部位下方垫小枕,在穿刺部位上方约 6cm 处扎止血带,注意止血带头端向上,碘伏常规消毒皮肤,嘱患者握拳,使静脉充盈。准备敷贴和胶布,再次碘伏消毒,待干。

5. **排气穿刺**　穿刺前再次核对患者信息,排尽空气,左手绷紧静脉下端皮肤,使静脉固定,右手持头皮针针翼,针头斜面向上与皮肤呈 15°～30°穿刺进针。

6. **注入药液**　见回血,放低角度,可再顺静脉进针少许。松开止血带,嘱患者松拳,用敷贴和胶布固定针头,缓慢注入药液,注意观察患者反应。如出现局部血肿或患者主诉穿刺局部疼痛,应立即拔出针头,按压片刻,更换针头,另选静脉重新穿刺。

7. **注射完毕**　注射完毕,松开固定针头处胶布,留敷贴于针眼处或用干棉签轻压穿刺点上方,迅速拔出针头,按压片刻,至不出血为止。

8. **核对整理**　注射后再次核对患者信息,协助患者取舒适卧位,整理用物,洗手,及时记录。

9. **操作后指导**　"王先生,药物已经为您注射好了,请您压迫针眼处 3～5min,直至不出血就可以了,您好好休息,有什么需要您可以随时按床头铃呼叫我们,谢谢您的配合。"

（二）小儿头皮静脉注射

1. **评估、抽药、核对等**　同四肢静脉注射。

2. **选择静脉**　小儿宜选用额部或两侧颞部的头皮静脉。常规消毒皮肤,婴幼儿用复合碘棉签(或者 2% 的氯已定乙醇液)消毒即可,待干。

3. **穿刺**　由助手固定患儿头部,操作者一手拇、食指固定静脉两端,另一手持头皮针针柄,沿静脉向心方向呈 15°～20°角度穿刺进针,见回血后推药少许,如无异常,用胶布固定针头,缓慢推注药液。注药过程中注意约束患儿,防止抓拽注射局部,可反复试抽回血,以检查针头是否仍在静脉内。如误注入动脉,则回血呈冲击状,推药时阻力较大,局部可见苍白树枝状分布,有时患儿出现痛苦面貌或尖叫。

4. **核对整理**　注射完毕,拔出针头,按压局部,再次核对,整理用物,洗手。

（三）股静脉注射

1. **评估、抽药、核对等**　同四肢静脉注射。

2. **选择血管**　协助患者取仰卧位,穿刺侧下肢伸直略外展外旋,常规消毒局部皮肤及操作者左手食指和中指(或操作者戴无菌手套)。

3. **穿刺** 操作者于腹股沟处扪及股动脉搏动最明显的部位,或以髂前上棘和耻骨结节连线中点作为股动脉的定位,用左手食、中指加以固定,右手持注射器,针头和皮肤呈 90°或 45°,在股动脉搏动最明显处内侧 0.5cm 处刺入,抽动活塞见有暗红色血,提示针头已进入股静脉,固定针头,注入药液。如见回血呈鲜红色,提示进入股动脉,应立即拔出针头,用无菌纱布加压按压穿刺处 5~10min 至无出血,再由另一侧穿刺。

4. **拔针** 注射完毕,拔出针头,局部用无菌纱布加压止血 3~5min。

5. **核对整理** 注射后再次核对患者信息,安置患者,整理用物,洗手,及时记录。

四、综合评价

1. **操作要求** 严格按照无菌要求,操作规范、熟练,患者安全。

2. **实验要求** 进针手法及角度正确,护患沟通有效,患者清楚注射的目的,愿意配合。

注意事项

1. **严格三查七对** 严格执行查对制度和无菌操作原则。需长期静脉给药者,应有计划地选择静脉。

2. **注意观察** 根据病情及药物性质,掌握注入药液的速度,并随时听取患者主诉,观察注射局部情况以及病情变化。

3. **特殊处理** 对组织有强烈刺激性的药物,应另备生理盐水的注射器和头皮针,穿刺成功后,先注入少量生理盐水,证实针头在静脉内,无外渗,再更换为抽有药液的注射器进行推药,以免药液外溢而致组织坏死。

第三节 雾化吸入术

案例导入

刘大伯,76 岁,退休工人。因肺部感染收治入院。入院后,医嘱予以雾化吸入治疗。张护士为其进行雾化吸入治疗。

【超声波雾化吸入术】

实验目的

1. 预防、控制、治疗呼吸道感染,消除炎症。

2. 稀释痰液以利于排出。

3. 解除支气管痉挛,改善通气功能。

实验程序

一、评估

1. **评估环境** 病室环境清洁、安全、宽敞明亮。

2. **评估患者** 患者的年龄、病情、意识状态、用药史和过敏史,对雾化吸入治疗的认知,患者的心理反应、自理能力及合作程度等。

3. 操作前解释 "您好,我是您的责任护士,能告诉我您的名字吗?""我是刘某某。""刘大伯您好,最近咳嗽比较厉害,痰液黏稠,不容易咳出来是吗? 医生今天早上查房后给您开了医嘱,做个雾化吸入,就是用机器超声波将化痰药物变成雾状,吸进肺里,可以稀释痰液、帮助祛痰。""为了雾化效果更好,请您在雾化时进行深呼吸,用口用力吸气,鼻子呼气,您试着做一下。""您刚才做得很好,我去准备用物,一会儿就过来给您进行雾化。"

二、计划

1. 护士准备 保持衣帽整洁,修剪指甲,洗手、戴口罩。

2. 用物准备 准备超声波雾化吸入器一套、波纹管、口含嘴(或面罩)、水温计、弯盘、药液、冷蒸馏水及治疗巾等。

3. 环境准备 确保病室环境清洁、安全、宽敞明亮。

三、实施

1. 评估解释 评估患者的病情、治疗情况及合作程度等。向患者解释治疗的目的和注意事项以取得合作。

2. 检查装置 检查雾化器各个部件是否完好,连接好雾化器主件与附件(接好口含嘴或面罩)。

3. 加水 水槽中加入冷蒸馏水 250ml,水温勿超过 60℃,水量应浸没雾化罐底部的透声膜,以免损坏机件。

4. 加药 按医嘱将药液用生理盐水稀释至 30～50ml,注入雾化罐内,旋紧,将雾化罐放入水槽,盖紧水槽盖。

5. 核对患者 备齐用物至患者床旁,核对患者床号、姓名、药名、浓度、剂量、给药时间、给药方法等。

6. 选择体位 协助患者取坐位、半坐位或侧卧位,颌下铺治疗巾。

7. 调节雾量 接通电源,打开电源开关,预热 3～5min;调整定时开关至所需时间,一般每次治疗时间为 15～20min。打开并调节雾化器开关,能看到出雾。

8. 雾化吸入 指导并协助患者将口含嘴含好,如为面罩应遮住患者口鼻,指导患者做深呼吸。

9. 关开关 治疗结束后,取下口含嘴或面罩,关雾化开关,再关电源开关。为患者擦干面部,取舒适体位,必要时漱口。

10. 整理记录 整理用物,放掉水槽内的水并擦干,波纹管、口含嘴或面罩应消毒。洗手,观察并记录治疗效果与反应。

11. 操作后指导 "刘大伯,现在做完雾化了,我帮您拍拍背,您配合做深呼吸并用力咳嗽,把稀释的痰液尽量咳出来,这样对改善您的病情有好处。""您先好好休息,有事请按呼叫器,我会马上过来的。"

四、综合评价

1. 操作要求 严格无菌操作,动作轻柔,机器性能良好。

2. 实验要求 护士操作正确,患者症状减轻,护患有效沟通,患者积极配合。

注意事项

1. **严格三查七对** 严格执行查对制度和消毒隔离原则。

2. **切忌加温水** 水槽及雾化罐内切忌加入温水或热水,以免损坏主机;水槽内无水或雾化罐内无药液时不能开机。

3. **注意水槽温度** 使用中水槽内水温超过60℃时应及时更换冷蒸馏水。连续使用时,应间隔30min。

4. **动作轻柔** 水槽底部的晶体换能器和雾化罐底部的透声膜,质地薄而脆,易损坏,操作时不可用力过猛。

【氧气雾化吸入术】

实验目的

同超声雾化吸入。

实验程序

一、评估

同超声波雾化吸入术。

二、计划

1. **护士准备** 保持衣帽整洁,修剪指甲,洗手,戴口罩。

2. **用物准备** 氧气雾化吸入器、吸氧装置一套、弯盘、药液等。常用药物同超声雾化吸入术。

3. **环境准备** 病室环境清洁、安全、宽敞明亮。

三、实施

1. **评估解释** 评估患者的病情、治疗情况及合作程度等。向患者解释目的、方法和注意事项,并教会患者使用雾化吸入器。

2. **注药连接** 核对药液并将所需的药液注入储药瓶内,T形管、吸入嘴安装正确。

3. **核对患者** 备齐用物至患者床旁,核对患者床号、姓名、药名、浓度、剂量、给药时间、给药方法等。

4. **选择体位** 协助患者取坐位、半坐位或侧卧位,患者颌下铺治疗巾。

5. **调节流量** 连接雾化器底部的进气口与氧气装置,取下氧气装置上的湿化瓶,调整氧气流量6~8L/min。

6. **吸入药液** 看到出雾后,指导并协助患者将口含嘴或面罩戴好。指导患者缓慢深长地吸气、呼气,如此反复进行,直至药液雾化完毕。

7. **关闭开关** 治疗结束,移去雾化器,关闭氧气开关。为患者擦干面部,必要时漱口。

8. **整理记录** 协助患者卧位舒适,整理用物,按常规医疗用物处理。口含嘴或面罩应消毒,属患者个人专用。洗手,观察并记录治疗效果与反应。

四、综合评价

同超声波雾化吸入术。

注意事项

1. 连接紧密，无漏气　使用前检查雾化器连接是否完好，有无漏气。
2. 正确指导，促疗效　吸入过程中，尽可能鼓励患者深长吸气，屏气1～2s，以发挥疗效。
3. 安全用氧，防意外　使用氧气筒时应注意安全，氧气筒上的湿化瓶内勿装水，以防湿化瓶内的水进入到雾化器内，稀释药液降低疗效。

【手压式雾化吸入术】

实验目的

1. 主要用于吸入拟肾上腺素类药、氨茶碱或沙丁胺醇等支气管解痉药。
2. 适用于支气管哮喘和喘息性支气管炎的对症治疗。

实验程序

一、评估

同超声波雾化吸入术。

二、计划

1. 护士准备　保持衣帽整洁，修剪指甲，洗手、戴口罩。
2. 用物准备　手压式雾化器，按医嘱准备如拟肾上腺素类药、氨茶碱或沙丁胺醇等支气管解痉药。
3. 环境准备　病室环境清洁、安全、宽敞明亮。

三、实施

1. 评估解释　评估患者的病情、治疗情况及合作程度等。向患者解释目的和注意事项以取得合作。
2. 核对备药　遵医嘱准备用物及药液。
3. 核对患者　备齐用物携至床边，核对患者床号、姓名、药名、浓度、剂量、给药时间、给药方法等。
4. 安置体位　协助患者取坐位或半坐卧位，教会患者使用雾化器。
5. 雾化吸入　取下雾化器保护盖，充分摇匀药液。将雾化器倒置，接口端放入双唇间，平静呼吸几次；深吸气开始时按压气雾瓶顶部，每次喷1～2下，尽可能延长屏气（最好能坚持10s左右），然后呼气。
6. 观察记录　吸入药物后及时漱口，观察及记录疗效。
7. 整理用物　喷雾器塑料外壳用温水清洁后放于阴凉处保存。

四、综合评价

1. 操作要求　操作规范，患者感觉安全。

2. **实验要求** 患者症状缓解、感觉舒适；护患有效沟通，患者或家属清楚治疗目的及注意事项。

注意事项

1. **不良反应** 用药过程中，应注意观察患者有无心动过速、头痛、头晕等不良反应。
2. **规范使用** 不可随意增加药量，两次喷雾间隔时间不少于3h，以免加重不良反应。

第四节 局部给药术

【直肠栓剂置入法】

案例导入

李同学，17岁。主诉黏液血便一周，每日5～7次，伴有下坠、里急后重，无发热。直肠镜检查：直肠黏膜充血、水肿，距齿线约5cm的直肠前壁可见1.5cm×2.0cm点状出血区。大便常规：红细胞满视野，未见脓细胞。血常规检查WBC $9.6×10^9/L$，诊断为急性直肠炎，医嘱予以栓剂塞肛。护士为患者实施用药。

实验目的

1. 解热镇痛，如解热镇痛栓剂。
2. 软化粪便，以利排出，如直肠甘油栓剂。

实验程序

一、评估

1. **评估环境** 病室整洁、安静明亮，温度适宜。必要时需床帘或屏风遮挡。
2. **评估患者** 患者的病情和治疗情况、意识状况、肛门及肛周皮肤情况。患者的认知状态及配合程度等。
3. **操作前解释** "您好，我是您的责任护士，能告诉我您的名字吗？""我是李某某。""李同学，因疾病治疗的需要，医嘱给您开了药物，需要经肛门塞入，这种用药方法能够更好地发挥药物疗效，用药的时候，需要您配合我们，尽量放松，深呼吸，不要太紧张。"

二、计划

1. **护士准备** 保持衣帽整洁，修剪指甲，洗手，戴口罩。
2. **用物准备** 直肠栓剂、指套或手套、手纸，必要时备屏风。
3. **环境准备** 病室整洁、安静明亮，温度适宜。必要时需床帘或屏风遮挡。

三、实施

1. **评估解释** 评估患者的病情、治疗情况及合作程度等。向患者解释用药的目的和注意事项以取得合作。
2. **核对患者** 备齐用物携至床旁，核对患者床号、姓名、药名、浓度、剂量、给药时间、给药方法等。

3. 安置体位　拉上床帘,协助患者取屈膝侧卧位,充分暴露肛门,注意保护患者隐私。

4. 置入栓剂　戴上指套或手套,嘱患者张口深呼吸,尽量放松肛门,将栓剂插入肛门,并用食指将栓剂沿直肠壁向脐部方向推送。

5. 保留栓剂　置入栓剂后,卧床休息 15min,避免药栓滑脱或融化后渗出肛门外,若药栓滑脱出肛门外,应重新插入。

6. 观察整理　整理用物,观察药效。洗手,必要时记录。

7. 操作后指导　"李同学,您好,药物栓剂已经放入直肠内。为了延长药物保留的时间,防止栓剂的滑脱,请您在床上休息 15min 左右,有任何不适可按铃叫我,我会马上过来的。"

四、综合评价

1. 操作要求　给药方法正确,达到预期药效,患者感觉舒适,症状减轻。

2. 实验要求　护患有效沟通,患者积极配合工作。

注意事项

1. 充分解释　向患者说明在药剂吸收中的 30min 之内,不要施加过大的腹压。

2. 注意深度　成年患者插入深度为 6～7cm,小儿的插入深度则根据其身体大小而不同。

【阴道栓剂置入法】

案例导入

刘女士,47 岁,因子宫肌瘤收入院,入院后主诉阴道瘙痒,医嘱予以甲硝唑栓剂塞阴道。护士为其实施用药。

实验目的

自阴道插入栓剂,达到局部治疗的作用。

实验程序

一、评估

1. 评估环境　病室整洁、安静明亮,温度适宜。提供私密环境,必要时需床帘或屏风遮挡。

2. 评估患者　患者的病情及用药情况。患者对阴道置入方法的认知程度及合作程度。

3. 操作前解释　"您好,我是您的责任护士,能告诉我您的名字吗?""我是刘某某。""刘女士您好,因疾病治疗的需要,医嘱给您开了药物,需要经阴道置入,这种用药方法能够更好地发挥药物疗效,用药时需要您配合我们,请尽量放松,深呼吸,不要太紧张。"

二、计划

1. 护士准备　保持衣帽整洁,修剪指甲,洗手,戴口罩。

2. 用物准备　阴道栓剂、栓剂置入器或手套、卫生棉垫,必要时备屏风。

3. 环境准备　病室整洁、安静明亮,温度适宜。必要时需床帘或屏风遮挡。

三、实施

1. **评估解释** 评估患者的病情、治疗情况及合作程度等。向患者解释给药的目的和注意事项以取得合作。

2. **核对患者** 备齐药物携用物至床旁,核对患者床号、姓名、药名、浓度、剂量、给药时间、给药方法等。

3. **安置体位** 拉上床帘,协助患者取仰卧位,两腿分开,屈膝外展暴露会阴部,注意保护患者隐私。铺治疗巾于患者会阴下。

4. **置入栓剂** 术者一手戴手套或用栓剂置入器将阴道栓剂沿阴道下后方向轻轻送入,达到阴道穹隆,动作轻柔,以免引起患者疼痛。

5. **保留药物** 置入药物后,嘱患者卧床 15min 以上,外阴部可垫卫生棉垫。

6. **整理记录** 整理用物,观察药效。洗手,必要时记录。

7. **操作后指导** "您好,药物栓剂已经置入阴道内,为了确保用药效果,请您保持平卧位 15min 左右,用药后,注意观察阴道分泌物的情况,如有异常,及时告诉我们。"

四、综合评价

1. **操作要求** 给药方法正确,达到预期药效,患者感觉舒适,症状减轻。
2. **实验要求** 护患有效沟通,患者积极配合工作。

🔅 注意事项

1. **注意疗效** 观察用药后的效果,了解阴道分泌物的性状及患者的主观感觉等。
2. **正确指导** 告之患者治疗期间避免性生活。

🔅 思考题

1. 提高雾化效果、促进痰液排出的方法有哪些?
2. 如何为口服给药患者做好用药指导?
3. 皮下注射、肌内注射可选用哪些部位?
4. 常见静脉注射失败的原因有哪些?
5. 对长期肌肉注射患者,应如何促使药物易于吸收?

（屠乐微）

第十章　静脉输液、输血技术及护理

学习目标

1. 能力目标　熟练运用相关知识进行静脉输液和输血操作,能正确进行经外周穿刺的中心静脉导管(PICC 导管)维护,保证患者安全。

2. 知识目标　能正确说出静脉输液的目的及注意事项;正确说出输液常见故障及排除方法;正确说出常见输液、输血反应及预防护理措施;能说出 PICC 置管患者的健康教育内容。

3. 情感目标　操作过程中严格遵守查对制度与无菌技术原则,关心、同理患者,体现爱伤观念。

静脉输液和输血是临床治疗和抢救的重要措施。正常情况下,人体内水、电解质、酸碱度维持在恒定范围内,以保持机体内环境的相对平衡,保证机体正常的生理功能。但疾病和创伤可导致体液失衡。通过静脉输液和输血,可以迅速、有效地补充机体丧失的体液和电解质,增加血容量,改善微循环,维持机体内环境稳定。此外,还可通过静脉输注药物,达到治疗疾病的目的。因此,护理人员必须熟练掌握有关静脉输液与输血的理论知识和操作技能,以便在治疗疾病、挽救患者生命的过程中发挥积极、有效的作用。

第一节　密闭式静脉输液术

案例导入

赵先生,40 岁,建筑工人。因长期高温作业致胸闷、头晕不适。入院后,医嘱予 5％GNS 1000ml＋10％KCl 10ml＋VitC 2.0g ivgtt st。李护士来到患者床旁,向患者介绍输液的目的,并询问是否需要协助大小便,同时评估四肢浅静脉情况,安置好患者后,她回到治疗室进行用物准备,计划为患者实施静脉输液。

实验目的

1. 补充水与电解质,预防和纠正水、电解质及酸碱平衡失调。

2. 增加血容量,改善微循环,维持血压。

3. 输入药物,达到解毒、控制感染、利尿和治疗疾病的目的。

4. 补充营养,供给热量,促进组织修复,增加体重,获得正氮平衡。

实验程序

一、评估

1. **评估患者** 患者的病情、意识状态、用药史、过敏史、浅静脉充盈情况以及患者的合作程度等。

2. **评估环境** 病室整洁、安全,光线充足。

3. **操作前解释** "您好,我是责任护士小李,能告诉我您的名字吗?""我叫赵某某。""赵先生您好,今天医嘱需要给您输液,先让我看看您手臂静脉情况好吗?""赵先生,经评估我建议在您左前臂穿刺输液,我协助您大小便后,您先休息一下,我去准备用物,马上过来。"

二、计划

1. **护士准备** 确保着装整洁,洗手,戴口罩。

2. **评估环境** 治疗室整洁、安全,符合配药要求。

3. **用物准备** 治疗盘内:药液(按医嘱准备)、一次性无菌注射器、输液器、输液贴、皮肤消毒液、无菌棉签、止血带、污物杯。治疗盘外:手消毒剂、锐器收集盒、输液巡视卡、治疗本、输液卡、笔、有条件备掌上电脑(PDA)、生活垃圾桶、医疗垃圾桶等。必要时备弯盘、砂轮、启瓶器、小垫枕、瓶套(吊篮)。

三、实施

1. **打印输液标签** 根据医嘱,打印输液标签并实行护士双人核对。

2. **核对检查** 打开输液外包装,将打印好的标签贴于输液软袋上,双人核对签全名;核对药名、剂量、浓度和时间;核查药液有效期,检查药液质量,注射器有效期,包装有无破损。

3. **配制药液** 开启液体袋口,按医嘱加入药物,再次检查药液质量。

4. **连接输液器** 检查输液器质量,关闭调节器,将输液针头插入瓶塞直至根部。

5. **核对身份** 携用物到患者床边,开放式询问患者姓名及PDA扫码患者腕带与输液标签,核对姓名、住院号、所用药液,询问药液过敏史;宣教药物的作用。

6. **排气** 将输液软袋挂于输液架上,倒置墨菲氏滴管(图10-1A),打开调节器,使液体缓慢下降达墨菲氏滴管1/2~2/3满时,迅速转正滴管,直至排尽导管内的空气(图10-1B),关闭调节器,挂于输液架上。

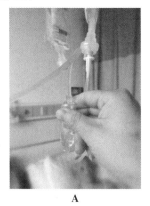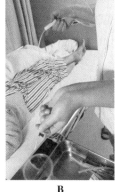

A　　　B

图 10-1　排气

7. **选择静脉**　根据选择静脉的原则优选前臂静脉。

8. **扎止血带、消毒**　在穿刺部位上方 10cm 处扎止血带,头端向上,以穿刺点为中心消毒穿刺部位皮肤,消毒范围直径>5cm,自然待干,准备输液贴后再次消毒,并再次核对患者身份。

9. **静脉穿刺**　取下针帽,再次排气至针头处,确认输液管内无气泡,嘱患者握拳,左手绷紧皮肤,右手持针,以 15°～30°沿静脉走向进针(图 10-2),见回血后放平针头再进入少许。左手拇指固定针柄,右手松止血带,嘱患者松拳,松开调节器。

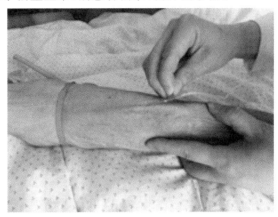

图 10-2　进针

10. **固定**　确认液体滴入通畅,患者无不适后用输液贴固定针柄、针眼处和头皮针软管(图 10-3),必要时用夹板固定关节。

11. **调节滴速**　根据患者年龄、病情、药物性质调节输液滴速,一般情况下,成人 40～60 滴/min,儿童 20～40 滴/min(图 10-4),再次核对患者信息。

12. **操作后处理**　取出止血带,协助患者取舒适体位,整理床单位,向患者宣教输液中的注意事项,将呼叫器置于患者易取处,清理用物、洗手、记录。

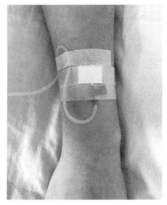

图 10-3　固定

13. **操作后指导**　"赵先生,现给您输上液体了,请不要随意调节滴速,如有肿胀及疼痛等不适请及时打铃,心电监护显示您的生命体征基本正常,15min 后我再巡视病房,给您复测体温,请放心,好好休息,谢谢您的配合。"

14. **输液完毕后处理**

(1)确认全部药液输入完毕后,关闭调节器,轻揭固定用的两条输液贴,轻压穿刺点上方的输液敷贴,迅速拔针,局部按压至无出血为止,PDA 扫描液体标签结束输液。

(2)协助患者取舒适体位,整理床单位。

(3)清理用物、洗手、记录。

四、综合评价

1. **操作要求**　操作者无菌观念强,动作轻柔、熟练、准确。

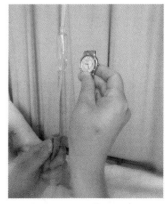

图 10-4　调节滴速

2. 实验要求　输液顺畅,患者痛感轻,无不良反应。护患沟通有效,患者或家属能理解静脉输液的目的、了解药物的作用,积极配合。

3. 时间要求　不超过 12min。

注意事项

1. 严格查对　严格执行查对制度和无菌操作,注意药物配伍禁忌,预防感染及差错事故的发生。

2. 合理安排　根据病情有计划地安排输液顺序,严格掌握输液速度。合理选择静脉通路。

3. 严防空气栓塞　确保输液管内无气泡,输液前排尽输液管及针头内空气,药液滴尽前要及时更换输液袋。

4. 加强巡视　输液过程中应加强巡视,耐心听取患者的主诉,严密观察、及时处理输液故障,预防与处理输液反应。

5. 及时更换　持续输液 24h 以上者,需更换输液器。

6. 严禁采血　不能在输液肢体抽取血标本或测量血压。

第二节　浅静脉留置术

案例导入

张先生,45 岁,工程师。因持续高热不退,医嘱予以抗生素治疗,每天二次。责任护士小王评估后认为患者应予浅静脉置管,既可以保护患者的静脉,又减轻患者的疼痛。她来到床旁,向患者介绍置管的目的及注意事项,征得同意后,回到治疗室准备用物,为患者实施浅静脉置管术。

实验目的

同密闭式静脉输液。

实验程序

一、评估

1. 评估　同密闭式静脉输液。

2. 操作前解释　"您好,我是责任护士小王,请问您叫什么名字?""我叫张某某。""张先生您好,因您持续高热不退,医嘱给予抗生素治疗,每天两次,为了更好保护您的外周静脉,同时减少多次静脉穿刺带来的疼痛,我建议您使用浅静脉置管输液,可以吗?""可以。""谢谢,那我先看看您手臂静脉情况。""好。""张先生,我准备在您左前臂浅静脉留置导管,您同意吗?""我同意。""我协助您大小便后,您先休息一下,我去准备用物,马上过来。"

二、计划

1. 护士准备　同密闭式静脉输液。

2. 评估环境　同密闭式静脉输液。

3. 用物准备　同密闭式静脉输液,另备静脉留置针(安全分隔膜)一套、0.9%NS 5ml针筒 1 付、无菌透明薄膜一张,清洁手套一副等。

三、实施

1. 同密闭式静脉输液 1～6。

2. 连接　打开静脉留置针接头端的外包装,接 NS 5ml 针筒。

3. 选择静脉　戴手套,穿刺点上方 10cm 扎止血带,选择前臂血管,松止血带。

4. 消毒皮肤　以穿刺点为中心消毒皮肤两遍,范围 8cm×8cm 以上,自然待干。

5. 敷贴准备　打开无菌透明敷贴外包装,在胶带上注明留置日期、时间、签全名。

6. 再次核对　再次核对患者信息。

7. 静脉穿刺

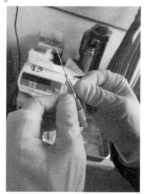

图 10-5　左右旋转松动外套管

(1)扎止血带,取出留置针并取下针套,左右旋转松动外套管,排气至留置针头处(图 10-5)。

(2)嘱患者握拳,绷紧皮肤,固定静脉,针尖斜面向上,与皮肤呈 15°～30°进针,见回血后降低角度(放平针翼),顺静脉走向继续进针 0.2cm(图 10-6)。

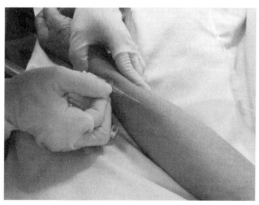

图 10-6　留置针进针

(3)左手固定留置针,右手后撤针芯 0.2～0.3cm,将外套管与针芯一起全部送入静脉内,迅速抽出针芯(图 10-7),置于锐器处理盒内。

(4)抽回血,确认通畅后松止血带,嘱患者松拳。

(5)冲管通畅,局部无肿胀、询问患者无疼痛等不适。

8. 固定　用无菌透明敷贴以穿刺点为中心做密闭无张力塑性固定,延长管与穿刺血管呈 U 形固定,连接输液器,固定 Y 型接口高于导管尖端,高举平台法固定输液管,粘贴有信息胶布,连接输液器(图 10-8)。

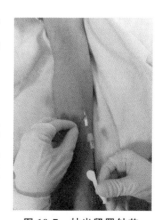

图 10-7　抽出留置针芯

9. 同密闭式静脉输液 11～12。

10. 操作后指导 "张先生,现给您输上液体了,请不要随意调节滴速,如输液处有肿胀、疼痛等不适请及时打铃。留置部位要保持干燥,透明敷贴有卷边等现象及时告知,使用抗生素若有皮疹、喉头不适、胸闷等不适请及时告知,我也会经常巡视病房观察您的生命体征等情况,谢谢您的配合。"

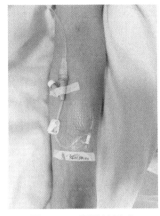

图 10-8 留置针固定

11. 输液完毕封管 关闭调节器,将 0.9%NS 5ml 注射器连接尼龙针,退针头斜面于肝素帽内,脉冲式推注每次 1ml,剩余 0.5ml 时边推边退出针头斜面,确保正压封管(若为无针接头,脉冲式推注完毕后卸下即正压封管),夹闭止水夹,PDA 扫码结束。

12. 再次输液的处理

(1)评估局部情况,酒精棉片消毒肝素帽(无针接头)至少 15s,待干。

(2)连接 0.9%NS 5ml 注射器冲管,观察局部无异常。

(3)连接输液器进行静脉输液。

13. 拔除留置针

(1)关闭调节器。

(2)揭开胶布及无菌敷贴,消毒局部。

(3)用无菌干棉签轻压穿刺点上方,快速拔除套管,用输液贴密封贴敷,局部按压至不出血为止。

(4)协助患者取舒适卧位,整理床单位,清理用物。

(5)洗手并记录。

四、综合评价

同密闭式静脉输液。

注意事项

1. 同密闭式静脉输液 1～6。

2. 成人患者首选非优势手臂的前臂及手背,选粗、直、弹性好避开关节和静脉瓣的静脉留置导管。

3. 避免在腋下淋巴结清扫、水肿及肢体感觉异常的肢体穿刺。

4. 置管前评估治疗方案与护士的置管技术,有条件可采用外周血管成像仪帮助识别静脉,提高置管成功率。

第三节　密闭式静脉输血术

案例导入

王先生,42 岁,公司职员。因车祸致腹部创伤而急诊入院。查体:BP 70/45mmHg,HR 120 次/min,脉搏细弱,呼吸急促,面色苍白,表情淡漠,出冷汗,躁动不安。初步诊断:失血性休克,医嘱予以输全血 400ml。护士为其实施输血。

实验目的

1. 增加有效循环血量,改善全身血液灌流与心肌功能,提升血压,促进血液循环。
2. 补充血红蛋白,提高血液携氧能力,纠正贫血。
3. 补充抗体、补体,增加机体免疫力,提高机体抗感染的能力。
4. 纠正低蛋白血症,维持血浆胶体渗透压,减少组织渗出和水肿。
5. 改善凝血功能,有助于止血,预防及控制出血。

实验程序

一、评估

1. 评估患者　患者的卧位、病情、静脉充盈及合作程度等情况,必要时快速行双腔中心静脉置管开通静脉通路,确保患者安全。

2. 评估急救物品　心电监护、吸氧、吸痰等装置正常运行。

3. 操作前解释　"您好,我是患者的责任护士,您是患者家属吗?请告诉我患者的姓名。""他叫王某某。""王太太您好,王先生病情危急,失血多,血压低,目前在快速输液基础上还需马上输血,刚接血库通知可以取血,我去准备用物,马上来,请您理解。"

二、计划

1. 护士准备　同密闭式静脉输液。

2. 用物准备

(1)同密闭式静脉输液。

(2)准备一次性输血器、0.9%生理盐水 250ml、原始血型单、同型血液、血交叉配血单。

三、实施

1. 核对　打印患者原始血型单,核对医嘱,在治疗室护士双人核对患者姓名、床号、住院号、血袋号、血型、血液的种类、交叉配血试验结果、血量、血液质量、有效期,双人签全名。

2. 再次核对　携用物至床边,开放式询问患者姓名及 PDA 扫码核对信息。

3. 再次评估　评估患者病情,测生命体征(记录),了解患者输血史及不良反应。再次双人核对 PDA 上签名。

4. 建立静脉通路　评估血管情况,选择合适的静脉穿刺留置导管,连接输血器输入0.9%生理盐水少量,观察局部静脉通畅情况。

5. 摇匀血液　以手腕旋转动作将血袋内血液轻轻摇匀。

6. 连接血袋　打开血袋封口,拔输血器针头并插于血袋内,缓慢将血袋倒挂于输液架上。

7. 调节滴速　调节输血滴速<20 滴/min,再次核对。

8. 操作后处理

(1)协助患者取舒适体位,整理床单位。

(2)向患者或家属做好输血相关宣教及告知注意事项,如勿擅自调节滴速,有发热、皮疹等不适及时告知,将呼叫器置于患者易取处。

(3)清理用物,洗手。

(4)15min 后测生命体征,观察有无不良反应,再根据患者病情、医嘱,调节滴速后记录。

9. 操作后指导　"您好,王太太,已经给王先生输上血了,先慢速滴注,观察 15min 无输血反应我再调节速度,请您不要随意调节滴速,5min 后我会过来巡视并监测病情,王先生留置尿管现在引出淡黄色尿液 100ml,如尿色有加深,或输血局部肿胀等不适,请马上打铃。"

10. 续血时的处理

(1)需要输入两袋及以上的血液时,应在上一袋血液即将输完时,用 0.9% 生理盐水冲洗输血器后,再输第二袋血。

(2)检查滴管液面高度是否合适,输血管中有无气泡,观察输血通畅后方可离去。

11. 输血完毕后处理

(1)更换 0.9% 生理盐水冲洗,直至输血器内血液均输入患者体内再拔针,按压穿刺点 1～2min 至无出血,贴输液敷贴。

(2)协助患者取舒适体位,整理床单位。

(3)完成输血反应单上各信息的填写。

(4)空血袋装入清洁密闭袋中并置于 4℃冰箱内保存,及时转送血库保留 24h,无反应后方可弃去。

(5)测生命体征,记录输血种类、血量、血型、血袋号,以及穿刺部位有无异常、有无输血反应等。

四、综合评价

1. 操作要求　严格执行查对制度及无菌原则,操作规范。

2. 实验要求　输血顺畅,穿刺一次成功,通过输血,患者达到预期治疗目的。护患沟通有效,患者家属理解输血目的,积极配合。

注意事项

1. 严格查对及无菌　在取血和输血过程中,严格执行查对制度和无菌原则。

2. 正确取放　勿剧烈震荡,以免红细胞破坏。库存血不能加温,室温下放置 15～20min 自然复温后再输入。

3. 不得添加　血液内不可随意加入其他药品。

4. 注意观察　输血过程中,应加强巡视,密切观察患者局部及全身反应,如出现严重输血反应,立即停止输血,及时通知医生,并保留余血以备检查和分析原因。

第四节　经外周穿刺中心静脉导管(PICC)维护

案例导入

李女士,56 岁,工人。乳腺癌术后化疗,左上臂贵要静脉置有单腔三向瓣膜 PICC 导管一根,今入院做化疗并实施导管维护,责任护士为其实施维护。

实验目的

1. 预防感染,减少并发症的发生。

2. 确保导管在体内留置合理的时间。

实验程序

一、评估

1. **评估患者** 患者病情、意识状态、自理程度与合作程度。

2. **评估环境** 病室整洁、安全,适合 PICC 维护。

3. **操作前解释** "您好,我是责任护士小王,能告诉我您的名字吗?""我叫李某某,小王你好,我每日按照你们的宣教在做双上肢握球锻炼,洗澡时敷贴外用保护膜保护等等!""您的依从性很好,我稍后过来评估你的穿刺局部情况,您先卧床休息,我去准备用物,马上来做维护。"

二、计划

1. **护士准备** 着装规范,洗手,戴口罩。

2. **用物准备** 治疗盘、PICC 维护包(检查手套 2 副、垫巾、纸尺、酒精棒 3 支/袋、碘伏棒 3 支/袋、大纺纱、小纺纱、一次性敷贴、敷贴胶布)、肝素帽(或无针接头)、单包装的酒精棉片、0.9%NS 10ml 注射器等,必要时 10ml 注射器抽取 2ml 稀肝素盐水(1~10U/ml)。

三、实施

1. **核对解释** 核对患者信息,向其讲解目的,协助患者正确卧位。

2. **评估** 查对患者 PICC 维护记录本,了解导管置入长度及上次维护时间。暴露维护部位,评估穿刺点、周围皮肤以及导管位置与刻度,沿穿刺点上下按压静脉询问患者感受。

3. **打开维护包** 铺垫巾于手臂下,戴检查手套,用纸尺测量置管侧上臂肘横纹上、下10cm 周径,核对原始资料。松动导管接头,快速手消。

4. **更换肝素帽(无针接头)**

(1)取下原外接头。

(2)消毒接头:酒精棉片包裹导管接头,机械力旋转的消毒方式擦拭 15s 以上,自然待干(图 10-9)。

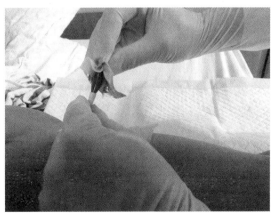

图 10-9 消毒接头

(3)接新肝素帽(无针接头)。

(4)连接 0.9%生理盐水注射器,抽回血至延长管,脉冲式冲管后正压封管。必要时用

2ml 稀肝素盐水正压封管(图 10-10)。

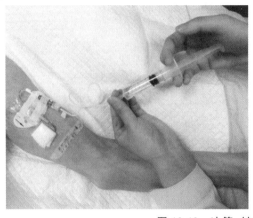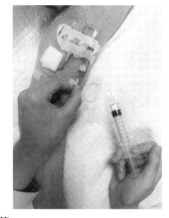

图 10-10　冲管、封管

5. 更换敷贴

(1)移除原敷料,采用 0°或 180°移除原透明敷贴,酒精棒按压导管防止脱管。

(2)检查导管刻度,穿刺点有无红肿、渗出、疼痛等。

(3)用酒精棒清洁穿刺点、周围皮肤与导管(清洗干净为原则);以穿刺点为中心用碘伏棒机械力螺旋(顺时针一逆时针一顺时针)消毒三遍。范围为上下直径 20cm,左右至臂缘(包括导管),自然待干(图 10-11)。

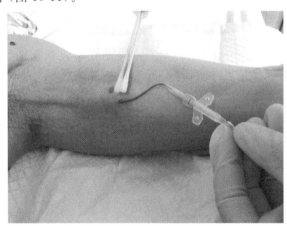

图 10-11　穿刺点消毒

(4)胶带上注明导管留置长度(外露刻度)、更换日期、签全名。

(5)再次核对导管的刻度,有无移位、脱出。

(6)以穿刺点为中心无张力、塑型粘贴导管,敷贴边缘盖于延长管的"飞机翼"位置,胶带交叉固定后,延长管再次做 S 形固定。最后贴签有信息的胶带。穿刺点出血或渗液时,更换另一无菌手套,小纺纱按压穿刺点后再贴敷贴。必要时做加强固定(图 10-12)。

6. 健康教育　询问患者感受,再次核对患者信息,告知下次维护时间,做好健康教育。

7. 整理　整理用物,按医疗垃圾处理原则处理用物,洗手、记录。

8. 操作后指导　"李女士,谢谢您的配合,现在导管已经维护好了,在住院期间,您要关注置管侧手握拳时有无紧绷感与肿胀情况,出院后如有异常及时联系我们,有问题时欢迎您在前期加入的微信群里咨询,上传图片交流,我们尽快回复,您先休息,我去准备输注的化疗药。"

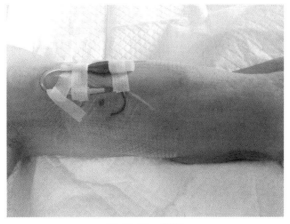

图 10-12　固定

四、综合评价

1. 操作要求　严格执行无菌操作原则,操作规范。

2. 实验要求　操作熟练,冲管封管方法正确,导管无脱出、移位,导管周围皮肤完好,护患沟通有效,患者了解导管维护目的并积极配合。

🔔 **注意事项**

1. 严格无菌操作　体外导管需完全覆盖在透明敷贴下面,防止弯折致导管破裂。

2. 操作规范　消毒方法正确,动作轻柔,防止导管拽出;冲、封管手法正确;移去敷料方法正确,无张力、塑型粘贴导管,减少黏胶相关的皮肤损伤。

3. 健康教育　正确评估患者携管时的自我管理能力,做好宣教。

第五节　微量注射泵、输液泵应用

🔔 **案例导入**

孙女士,35 岁,公司职员,于 1 年前行双侧甲状腺癌根治术,近几日感到口周、四肢麻木,遂入院治疗。查血钙为 1.8mmol/L,医嘱予以葡萄糖酸钙 10ml＋50％GS 20ml 静推治疗。责任护士为患者实施微泵静推治疗。

🔔 **实验目的**

通过微量注射泵、输液泵输液,将药液均匀、精确、持续并安全输入患者体内,达到治疗效果(图 10-13、图 10-14)。

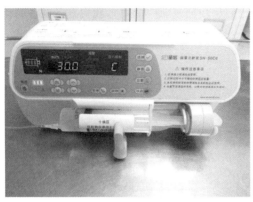

图 10-13 微量注射泵

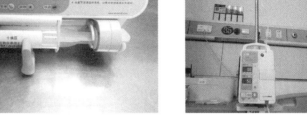

图 10-14 输液泵

实验程序

一、评估

1. **评估患者** 同密闭式静脉输液。

2. **评估环境** 同密闭式静脉输液。

3. **操作前解释** "您好,我是责任护士小杨,能告诉我您的名字吗?""我叫孙某某。""孙女士您好,您 1h 前查血化验血钙 1.8mmol/L,低于正常值,您的症状是低钙引起的,现在医嘱给您静脉推注葡萄糖酸钙以纠正低钙症状,大概需要 15～20min,是否需要我协助您大小便?""不需要,真是麻烦你了,小杨。""没事,您先休息一下,我去准备用物,马上回来。"

二、计划

1. **护士准备** 同密闭式静脉输液。

2. **用物准备** 静脉输液用物、延长管、微量注射泵或输液泵等。

三、实施

1. 同密闭式静脉输液 1～10。

2. 将微泵或输液泵放置在合适的位置并固定,接通电源。

3. 使用微量注射泵

(1)将药液的注射器固定于微泵糟内,调整到所需速度。按"快速"键,确认管路通畅。

(2)再次核查患者信息,根据医嘱给药要求调节速度,按"开始"键,开始输注。

(3)注射完毕,按"停止"键,延长管接输液器输注,或用 0.9% 生理盐水注射器推注。

4. 使用输液泵

(1)打开输液泵门,将与之相配套的输液管安装在管道槽中,关闭泵门。

(2)遵医嘱设定输液量、速度及所需其他参数。

(3)确认设置无误后,按压"开始/停止"键,启动输液。

(4)当输液量接近预先设定值时,输液量显示键闪烁,提示输液即将结束。

(5)再次按压"开始/停止"键停止输液。

(6)按压"开关"键关闭,打开泵门,取出输液管。

5. **输液完毕后处理** 同密闭式静脉输液(1)～(3)。微泵或输液泵清洁消毒,存放于固定地点备用。

6. 操作后指导 "孙女士,现在给您输上液体了,请不要随意调节机器,输入药物后喉咙及全身可能有微热现象,属于药物的正常反应,过 5min 我会来巡视病房,如穿刺局部有不适、心跳加快明显等情况请及时打铃,我会马上过来的,您好好休息,谢谢您的配合。"

四、综合评价

1. 操作要求 严格无菌操作,操作熟练、规范,患者安全。

2. 实验要求 输液顺畅、安全,护患沟通有效,患者理解使用微泵或输液泵的目的,积极配合。

🕐 注意事项

1. 加强巡视 输注过程中,护士应加强巡视,如出现报警,应及时查找原因,如有空气、输液管堵塞或输液结束、电量不足、注射器或输液器安装不当等,及时处理。

2. 注意安全 勿随意搬动输液泵,防止电源线因牵拉而脱落。输液肢体勿剧烈活动,防止输液管道因牵拉而脱出。

3. 定期检查 应定期检测输液泵的性能、流量、容量和堵塞压力测试。

🕐 思考题

1. 输液过程中,护士应重点观察哪些内容?

2. 液体不滴的常见原因有哪些? 如何处理?

3. 调节输液速度时应考虑哪些因素? 为什么?

4. 常见输液反应有哪些? 如何预防?

5. 常见血液制品有哪些? 输注时应注意什么?

6. 常见输血反应有哪些? 最常见的是什么? 最严重的是什么? 如何处理?

(叶红芳)

第十一章　排泄护理技术

学习目标

1. 能力目标　能规范地为患者实施导尿术、膀胱冲洗术、灌肠术。
2. 知识目标　能说出各种排泄护理技术的目的和注意事项。
3. 情感目标　态度认真,尊重和体贴患者,遵循无菌原则,注意保护患者隐私。

排泄是机体将新陈代谢所产生的废物排出体外的生理过程,是人体的基本生理需要之一,也是维持生命的必要条件之一。护士应掌握与排泄有关的护理知识和技术,帮助和指导人们维持正常的排泄功能,满足其排泄的需要。

第一节　导尿术

案例导入

张女士,45岁,公交司机。诊断混合痔收治入院,入院后完善各项检查,在硬膜外麻醉下行吻合器痔上黏膜环切术,术后6h未排尿,自诉下腹部胀痛,查体:膀胱区叩诊浊音,按压胀痛加重,经诱导排尿无效后,医嘱予以导尿术。责任护士小杨准备为其实施操作。

【一次性导尿术】

实验目的

1. 为尿潴留患者引流尿液,以解除患者痛苦。
2. 留取中段尿做细菌培养,测量膀胱容量、压力及检查残余尿量,鉴别尿闭及尿潴留,协助诊断。
3. 为膀胱肿瘤患者行膀胱内化疗。

实验程序

一、评估

1. 评估患者　患者的病情、意识、排尿、治疗情况,患者的心理状态、对导尿的认知及配合程度等,患者膀胱区充盈程度及会阴部皮肤黏膜情况等。
2. 评估环境　病室整洁、温湿度适宜,减少访客探视。
3. 操作前解释　"您好,我是您的责任护士小杨,能告诉我您的名字吗?""我叫张某某。""张阿姨,您好,小便还是不能解出来吗?刚才我们通过下腹部的热敷、听流水声刺激排尿、中医理疗等方法都没有帮助到您,所以医师建议给您导尿,就是将一根导尿管从尿道插入到膀胱,引出尿液,您不用太紧张,我会尽量动作轻柔的。"(张女士表示同意)"让我检查一下会阴部局部皮肤情况。"(拉床帘,查看会阴部皮肤情况。)"为了减少尿路感染的发生,可以先用温水进行会阴部的清洗。"(生活不能自理的患者护士协助进行)"您稍等,我准备一下物品,马上过来。"

二、计划

1. **护士准备** 护士着装整洁,洗手、戴口罩。

2. **用物准备** 一次性无菌导尿包(外层物品:弯盘1个、手套1双、消毒碘伏1包、镊子1把、治疗巾1块;内层物品:弯盘2个、镊子2把、碘伏棉球1包、手套1双、石蜡棉球1包、导尿管2根、洞巾1块、纱布、无菌标本试管)、医疗垃圾桶、生活垃圾桶等,必要时备屏风、便盆、浴巾。

3. **环境准备** 减少病室陪护人员,环境整洁。

4. **患者准备** 患者和家属了解导尿的目的、意义、过程及注意事项,能配合操作。

三、实施

(一)女性患者导尿

1. **核对解释** 核对床号、姓名,住院号,向患者解释并做好准备。根据季节关门窗,拉床帘遮挡。协助患者清洗会阴部。

2. **安置体位** 松开床尾盖被,协助患者脱对侧裤腿盖在近侧腿上,盖上浴巾,将盖被斜盖在对侧腿上。协助患者屈膝仰卧,双腿外展,露出会阴(图11-1)。将一次性治疗巾垫于臀下,放弯盘于会阴处。

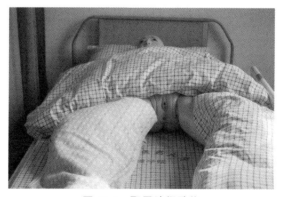

图11-1 取屈膝仰卧位

3. **初次消毒** 打开无菌导尿包外层,将第一个弯盘(内有棉球1袋、手套1双、镊子1把)放于两腿之间。打开碘伏棉球倒入弯盘内,左手戴手套。右手用镊子夹取棉球擦洗阴阜、对侧大阴唇、近侧大阴唇,左手拇指、食指分开大阴唇(图11-2),擦洗对侧小阴唇、近侧小阴唇、尿道口至肛门。消毒原则是由外向内、自上而下、每个棉球限用一次。污棉球放在弯盘内,避免跨过无菌区。脱手套,污物丢入黄色医疗垃圾袋中。

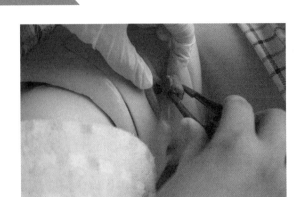

图 11-2　初次消毒

4. **再次消毒**　将导尿包放于患者两腿之间,打开无菌导尿包,戴无菌手套,铺好洞巾,构成无菌区域。置消毒用弯盘于会阴部,打开碘伏棉球袋,合理放置棉球与镊子;选择一根合适的导尿管,打开石蜡棉球袋,润滑导尿管前端,将镊子和导尿管置于另一弯盘内。左手拇指、食指分开小阴唇,右手用镊子取棉球分别消毒尿道口、对侧小阴唇、近侧小阴唇、尿道口(图11-3)。消毒原则是自上而下、由内向外。消毒后将弯盘移至床尾,避免跨越无菌区。

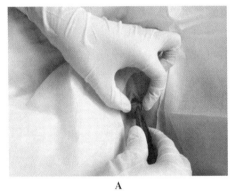

A

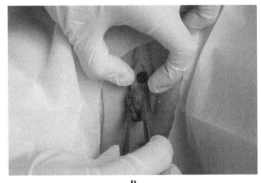

B

图 11-3　再次消毒

5. **插导尿管**　嘱患者放松,做深呼吸。移近放置导尿管的另一弯盘,右手用镊子持导尿管对准尿道口轻轻插入尿道4～6cm,见尿液流出后再插入1～2cm(图11-4)。松开左手,下移固定导尿管,将尿液引流于弯盘(需要时可留取尿标本)。

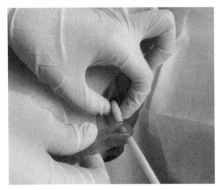

图 11-4　女性患者插导尿管

6. **拔管整理**　导尿毕,夹住导尿管,拔出尿管置于弯盘内,用纱布擦净尿道口,撤下洞巾,脱手套,撤去用物,丢入黄色垃圾袋中。协助患者穿好裤子,整理床单位。询问患者需要,酌情开窗通风,撤去屏风。

7. **记录送检**　处理用物,洗手、去口罩,记录尿量、颜色等。如留标本及时送检。

8. **操作后指导**　"张女士,现在尿液已经导出来了,有没有舒服一点?""您不要太紧张,这样的现象是暂时的,您要注意定时排尿,勿憋尿,现在您好好休息,有需要及时打铃叫我,感谢您的配合。"

(二)男性患者导尿

1. **核对解释**　同女性患者一次性导尿术。

2. **安置体位**　同女性患者一次性导尿术。

3. **初次消毒**　打开无菌导尿包外层,将初次消毒弯盘放于两腿之间。将消毒棉球倒入弯盘内,左手戴手套,右手用镊子取消毒液棉球进行初步消毒,次序分别为阴阜、阴茎、阴囊、尿道口,在擦洗尿道口时用纱布包裹阴茎将包皮向后推,暴露尿道口,旋转擦拭消毒尿道口、龟头及冠状沟(图11-5),污棉球放在弯盘内,脱手套,污物丢入黄色垃圾袋中。

4. **再次消毒**　将无菌导尿包放于两腿之间打开,戴手套,铺好洞巾,构成无菌区域,置消毒用弯盘于会阴部。打开石蜡棉球袋,润滑导尿管前端。打开消毒棉球袋,用纱布包住阴茎将包皮向后推,暴露尿道口。用镊子夹消毒棉球再次消毒尿道口、龟头及冠状沟(图11-6)。

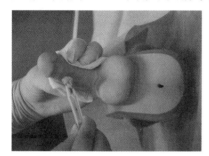

图 11-5　男患者初次消毒

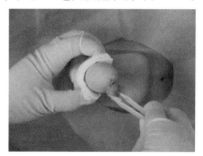

图 11-6　男患者再次消毒

5. **插管导尿**　移近消毒用弯盘,固定阴茎并提起,使之与腹壁成 60°角(图11-7),嘱患者张口呼吸,用血管钳夹持导尿管对准尿道口轻轻插入尿道 20～22cm,见尿液流出再插入1～2cm,将尿液引流入弯盘内(需要时可留取尿标本)。

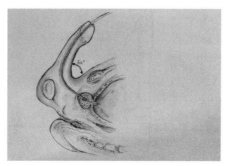

图 11-7　男性患者导尿

6. **拔管整理**　同女患者导尿术。

7. **记录送检**　同女患者导尿术。

综合评价

1. **操作要求** 操作程序规范,符合无菌技术操作原则。
2. **实验要求** 患者痛苦减轻,感觉舒适和安全。护患沟通有效,患者配合得当。

注意事项

1. **严格无菌** 严格执行无菌操作原则,防止泌尿系统感染。
2. **动作轻柔** 选择光滑和粗细适宜的导尿管,插管动作要轻、慢,以免损伤尿道黏膜。
3. **误入阴道** 为女性患者导尿时,如误入阴道,应更换导尿管重新插入。
4. **忌放尿过快** 若膀胱高度膨胀或患者极度衰弱,第一次排放尿液不宜过快,且不应超过 1000ml,一方面大量放尿可导致腹腔内压力突然降低,大量血液滞留于腹腔血管内,引起患者血压下降产生虚脱;另一方面,膀胱压力骤然下降也可引起膀胱黏膜急剧充血而发生血尿。

【留置导尿术】

案例导入

孙女士,45 岁,诊断为右肾肿瘤。入院后完善各项检查,拟在全麻下行后腹腔镜下右肾根治性切除术,医嘱予术前留置导尿。护士为患者实施留置导尿术。

实验目的

1. 抢救危重、休克患者时,正确记录每小时尿量、测量尿比重,观察肾功能。
2. 为盆腔手术患者排空膀胱,使膀胱持续保持空虚状态,避免术中误伤。
3. 某些泌尿系统疾病患者术后留置导尿管,便于引流和冲洗,并减轻手术切口的张力,促进切口的愈合。
4. 为尿失禁或会阴部有伤口的患者引流尿液,保持会阴部的清洁干燥。

实验程序

一、评估

1. **评估患者** 同一次性导尿术。
2. **评估环境** 同一次性导尿术。
3. **操作前解释** "您好,我是您的责任护士小张,能告诉我您的名字吗?""我叫孙某某。""孙女士您好,今天要进行手术,为了避免手术中膀胱过度充盈,影响手术,且术中术后需要观察尿量,及时了解肾功能的变化,医嘱给您留置导尿管,就是将一根导尿管从尿道插入膀胱,引出尿液,这根导尿管需要留置到术后。您不用太紧张,我会尽量动作轻柔点的。"(孙女士表示同意)"让我检查一下会阴部情况。"(拉床帘,查看会阴部皮肤情况。)"为了减少尿路感染的发生,可以先用温水进行会阴部的清洗。"(生活不能自理的患者护士协助进行)"您稍等,我准备一下物品,马上过来。"

二、计划

1. **护士准备** 同女性患者一次性导尿术。

2. **用物准备**　治疗盘内备无菌导尿包(外层物品:弯盘 1 个、手套 1 双、消毒碘伏 1 包、镊子 1 把、治疗巾 1 块;内层物品:弯盘 2 个、镊子 2 把、碘伏棉球 1 包、手套 1 双、石蜡棉球 1 包、双腔气囊导尿管 1 根、洞巾 1 块、纱布、集尿袋、20ml 一次性注射器内盛无菌水 15ml、无菌标本试管),导管标识粘胶、导管固定贴、医疗垃圾桶、生活垃圾桶等,必要时备屏风、便盆、浴巾。

3. **环境准备**　同一次性导尿术。

4. **患者准备**　同一次性导尿术。

三、实施

1. **核对解释**　同女性一次性导尿术。

2. **安置体位**　同女性一次性导尿术。

3. **消毒插管**　两次消毒、插管方法同导尿术,注意第二次消毒前先检查导尿管气囊有无漏气,将导尿管末端与集尿袋相连,润滑导尿管前端。第二次消毒后,将带气囊的导尿管插入膀胱,女性患者插管长度为见尿液流出后再插入 5～7cm,排出尿液后,夹住导尿管尾端。男性患者插管方法:移近治疗碗,固定阴茎并提起,使之与腹壁成 60°,轻轻插入尿道20～22cm,见尿液流出再插入 5～7cm。

4. **固定导尿管**　向气囊内注入生理盐水 10～15ml,轻拉导尿管有阻力感,即证实导尿管已固定在膀胱内(图 11-8)。将集尿袋和导尿管穿过洞巾,从患者大腿上穿出挂于床旁低于膀胱的高度处,开放引流管。引流管应留出适当的长度,防止牵拉和折叠,采用高举平台法将尿管二道固定大腿内侧。导管标识上记录导管名称、置管时间、签名,粘贴于导尿管尾端(图 11-9)。

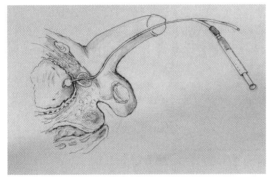

图 11-8　双腔导尿管气囊内固定

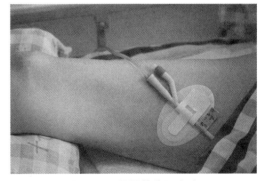

图 11-9　导尿管外固定法

5. **整理记录**　处理用物,洗手,记录尿量、颜色及性状等。

6. **操作后指导**　"孙女士,现在尿管已经留置好,您和家属需要注意以下问题:第一,活动、翻身时要注意不要扭曲、折叠导管,下床活动时尿袋不能提拉过高,不能超过下腹部膀胱区,以免尿液反流引起感染;第二,尿液要及时倾倒,达集尿袋容量的 2/3 就需要处理,不能过满,倾倒尿液后要记录尿量,您可以通知我们来处理;第三,尿道口注意保持清洁,每日用温水清洗。""您还有什么需要吗? 如果没有,请好好休息,呼叫器放在这里,有需要请及时按铃,我会经常来看您的。"

综合评价

1. **操作要求**　操作程序规范,符合无菌技术操作原则。

2. 实验要求　患者痛苦减轻,感觉舒适和安全。护患沟通有效,患者配合得当。

注意事项

1. 妥善固定　避免导管的牵拉、扭曲、折叠,保持引流通畅。集尿袋不得超过膀胱高度,防止尿液逆流。

2. 注意安全　在离床活动时,应将导尿管妥善固定在大腿上,集尿袋固定在小腿上。

3. 做好护理

(1)及时放出集尿袋中尿液,尿袋内尿液不宜超过 2/3 满,观察并记录 24h 引流尿液的颜色、性状、量。

(2)鼓励患者多饮水,每日饮水量达到 2000ml 以上,避免感染与结石发生。

(3)对于长期留置导尿管者(留置导尿时间>14d),需训练膀胱反射功能,采用间歇性夹管和引流方式,每 3~4h 开放一次,使膀胱定时充盈和排空,防止失用性萎缩。

(4)防止泌尿系统逆行感染的措施:①保持尿道口清洁,每日会阴护理 2 次。②留置导尿期间,导尿管在尿液 PH>6.8 时每两周更换一次;PH<6.7 则每四周更换一次,若患者尿液浑浊有沉淀,则每三周更换一次。③普通集尿袋每周更换 2 次;精密集尿袋每周更换一次。

第二节　膀胱冲洗术

案例导入

朱先生,65 岁,退休人员,因膀胱肿瘤电切术后 2d,留置尿管引流不畅,有小血块引出,医嘱予生理盐水 500ml,膀胱冲洗一次。责任护士小严来到朱先生床旁,向其解释膀胱冲洗的目的、操作方法及注意事项,并为其实施操作。

实验目的

1. 对留置导尿管的患者,保持其尿液引流通畅。
2. 清洁膀胱,清除膀胱内的血凝块、黏液、细菌等异物,预防感染。
3. 治疗某些膀胱疾病如膀胱炎、膀胱肿瘤等。

实验程序

一、评估

1. 评估患者　患者意识、生命体征、自理能力、排尿情况、尿液的颜色等,患者的心理状态、对膀胱冲洗的理解、合作程度等。

2. 评估环境　环境整洁,减少探视人员。

3. 操作前解释　"您好,我是您的责任护士小严,能告诉我您的名字吗?""我叫朱某某。""朱先生您好,我再核对一下您的腕带,根据您的症状,考虑尿管有点堵塞,需要进行膀胱冲洗,就是将生理盐水通过导尿管滴至膀胱内,再引流出来,使导管通畅,您不用太紧张,我们动作会非常轻柔。"(朱先生表示同意)"您稍等一下,我准备一下物品。"

二、计划

1. **护士准备** 护士着装整洁,洗手、戴口罩。

2. **用物准备** 无菌弯盘内盛消毒液棉球数个、镊子1把、纱布2块、Y型管(三腔留置导尿管的患者无须准备)、输液架、无菌手套、弯盘、治疗巾等。冲洗溶液:0.9%生理盐水(寒冷天气需加温至38~40℃。)

3. **环境准备** 酌情屏风或围帘遮挡。

4. **患者准备** 患者和家属了解膀胱冲洗的目的、过程和注意事项,积极配合。

三、实施

1. **核对解释** 核对医嘱,备齐用物到床边,核对患者床号、姓名,住院号,向患者解释操作目的,取得配合。垫一次性治疗巾于患者臀下。

2. **挂液排气** 核对冲洗液并倒挂于输液架上(瓶内液面距离床面60cm),排气。

3. **准备冲洗** 戴手套,关闭导尿管引流,分开导尿管与集尿袋引流管接头处,消毒导尿管口和引流管接口,连接冲洗管和冲洗液,Y型管一头连接冲洗管,另外两头分别连接导尿管和集尿袋的引流管。(如是三腔气囊导尿管可以免用Y型管,除了气囊腔外,中间冲洗腔接引流袋,另一腔接冲洗液)

4. **冲洗膀胱** 打开冲洗管,夹闭集尿袋引流管,根据医嘱调节冲洗速度(60~80滴/min),待患者有尿意或滴入200~300ml溶液后,关闭冲洗管,开放引流管(图11-10)。将冲洗液全部引出后,再关闭引流管。如为持续冲洗,观察患者的反应及冲洗液的量及颜色。评估冲洗液入量和出量,保持出量大于进量,患者无膀胱憋胀感,按需要反复冲洗。

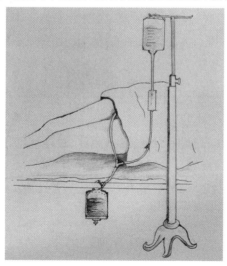

图 11-10 冲洗膀胱

5. **冲后处理** 冲洗完毕,取下冲洗管,消毒导尿管口,接集尿袋,妥善固定,位置低于膀胱,以利引流尿液,清洁外阴部,导尿管二道固定。脱手套、助患者取舒适卧位,整理床单位,处理污物。

6. **洗手记录。**

7. **操作后指导** "朱先生您好,操作结束了,您感觉如何?有没有不舒适?您需要多喝水,日饮水量2000ml以上,以达到冲洗尿路、预防感染的作用,避免膀胱内血块形成。同时还要注意引流液的颜色,若颜色偏深红或者有膀胱憋胀感,及时按电铃通知我们,呼叫器放在这里,您好好休息!"

综合评价

1. 操作要求　操作正确、熟练,严格遵守无菌操作原则。
2. 实验要求　达到治疗目的。保护患者隐私,护患沟通有效。

注意事项

1. 严格无菌　严格执行无菌操作,防止医源性感染。
2. 注意观察　冲洗时若患者感觉不适,应减缓冲洗速度及量,必要时停止冲洗,密切观察,若患者感到腹部剧痛或引流液中有鲜血时,应立即停止冲洗,通知医生处理。
3. 按需操作　冲洗时,冲洗液瓶内液面距床面约 60cm,冲洗速度根据流出液的颜色进行调节。一般为 60~80 滴/min;如果滴入药液,须在膀胱内保留 15~30min 后再引流出体外,或根据需要延长保留时间。
4. 保持通畅　冲洗过程中注意观察引流管是否通畅。

第三节　肠道清洁术

案例导入

王女士,58 岁,工人。因宫颈癌收治入院,入院后完善各项检查,定于明日行子宫全切＋盆腔淋巴清扫术。医嘱今晚行肥皂水清洁灌肠。护士准备为其进行操作。

【大量不保留灌肠】

实验目的

1. 刺激肠蠕动,软化和清除粪便,排除肠内积气,减轻腹胀。
2. 清洁肠道,为手术、检查和分娩做准备。
3. 稀释和清除肠内有害物质、减轻中毒。
4. 灌入低温液体,为高热患者降温。

实验程序

一、评估

1. 评估患者　患者年龄、病情、意识状态、肛门部位皮肤、黏膜情况;患者的自理能力、配合度、耐受程度及排便习惯;患者的心理情况。
2. 评估环境　操作环境是否隐蔽。
3. 操作前解释　"您好,我是您的责任护士小章,能告诉我您的名字吗?""我叫王某某。""王女士,我核对一下您的腕带。""明天要进行手术了,为了手术安全,医师开出灌肠治疗,就是将一根肛管置入肛门,注入适量的液体,起到清洁肠道的作用。""如果有需要,您现在可以去排尿、排便,我去准备用物,一会儿为您进行操作。"

二、计划

1. **护士准备** 护士着装整洁,修剪指甲、洗手、戴口罩。

2. **用物准备** 治疗盘内:备一次性灌肠袋 1 套、弯盘、水温计。另备:输液架、屏风,必要时备便盆、便盆巾、医疗垃圾桶、生活垃圾桶。灌肠溶液:0.1%~0.2%肥皂溶液或生理盐水。溶液量:成人每次用量为 500~1000ml;小儿每次用量为 200~500ml;一岁以下的小儿用量 50~100ml。溶液温度:一般为 39~41℃;降温时用 28~32℃生理盐水;中暑者用 4℃生理盐水。

3. **环境准备** 关闭门窗、屏风或床帘以进行遮挡。

4. **患者准备** 了解灌肠目的和注意事项,配合操作。

三、实施

1. **核对解释** 携输液架及用物来患者床边,再次核对床号、姓名、住院号,评估患者情况,向患者做好解释。关门,酌情关窗,拉上床帘遮挡患者。

2. **安置体位** 松床尾盖被,协助患者取左侧卧位,双膝屈曲,脱裤至膝部,暴露臀部,臀部移至床沿。垫治疗巾或一次性中单于臀下,置弯盘于臀边。盖好被子,只暴露患者臀部,注意保护患者隐私。

3. **挂袋排气** 戴手套,将灌肠袋挂于输液架上,袋内液面距离肛门 40~60cm(图11-11)。润滑肛管前端,连接肛管。开调节器,排气后夹闭。

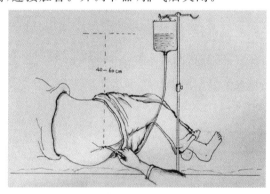

图 11-11 大量不保留灌肠

4. **插管灌液** 一手分开臀裂显露肛门,嘱患者深呼吸,肛门放松,另一手将肛管轻轻插入直肠 7~10cm(小儿 3~6cm)。松调节器,扶住肛管,使液体缓缓流入。密切观察灌肠筒内液面下降情况及患者感受。

5. **拔管处理** 待灌肠液即将流尽时夹管,用卫生纸包裹肛管轻轻拔出,擦净肛门并轻轻按摩。取下灌肠袋,撤去弯盘,脱手套于医疗垃圾桶内。

6. **排便记录** 协助患者取舒适卧位,嘱其尽量将灌肠液在体内保留 5~10min 后再排便。不能下床的患者给予便盆,将卫生纸及呼叫铃放于易取处,危重患者应守候到便毕。询问排便情况,便后取出一次性治疗巾,协助患者穿裤。

7. **整理记录** 处理用物,洗手,摘下口罩。整理床单位,嘱患者卧床休息。在体温单大便记录栏内记录灌肠后结果"n/E"。

8. **操作后指导** "王女士,现在灌肠已经结束了,请您尽量保留 5~10min,便后请将排便情况告知我,我去整理用物,有事打铃叫我,谢谢您的配合。"

综合评价

1. 操作要求　操作方法和步骤正确、熟练。

2. 实验要求　灌肠液选择正确,灌肠筒的高度及肛管插入深度适宜;达到灌肠目的,减轻患者不适;护患沟通有效,患者能够配合。

注意事项

1. 规范操作　准确掌握灌肠溶液的温度、浓度、压力、流速和溶液量。

2. 注意禁忌　妊娠、急腹症、消化道出血患者禁忌灌肠。

3. 观察病情　灌肠时注意灌肠袋内液面情况及患者情况。如液面流入受阻,可以旋转移动肛管,或者挤捏肛管;若患者感腹胀或有便意,应嘱患者做深呼吸,降低灌肠筒的高度,减慢流速或夹管,暂停灌肠 30s,再进行。若发现患者脉速、面色苍白、出冷汗、剧烈腹痛等,应立即停止灌肠并及时与医生联系,采取急救措施。

4. 特殊处理

(1)颅脑疾患、心脏病患者、老年及儿童患者等灌肠时压力要低,流速要缓慢。

(2)伤寒患者灌肠液面不得高于肛门 30cm,液量不得超过 500ml,并选用等渗盐水。

(3)患者有痔疮要选用管径小的肛管,插管时动作要轻柔,以防损伤肛门黏膜。

(4)降温灌肠用 28～32℃ 等渗盐水,保留 30min 后再排便,排便 30min 后测量体温。中暑患者用 4℃ 生理盐水灌肠。

(5)肝昏迷患者禁用肥皂水灌肠,以减少氨的产生和吸收。

(6)充血性心力衰竭和水钠潴留患者禁用生理盐水灌肠。

【小量不保留灌肠】

案例导入

李某,女,11 岁,因先天性房间隔缺损收治入院。入院后完善各项检查,行房间隔缺损修补术,术后出现腹胀便秘,给予其他方法无效,医嘱予以甘油 50ml 加等量温开水小量不保留灌肠。护士为其实施操作。

实验目的

1. 软化粪便,解除便秘。

2. 排出肠道内的气体,减轻腹胀。

实验程序

一、评估

1. 评估患者　同大量不保留灌肠术。

2. 评估环境　操作环境是否隐蔽。

3. 操作前解释　"小朋友好,我是你的责任护士小章。能告诉我你的名字吗?"(对李文及其妈妈解释)"我核对一下你的腕带,已经好几天都没有排便了。其他方法效果不太好,医师开了灌肠,就是将一根细细的导管插入肛门,灌入药液,帮助排便,灌的时候,肚子有点发胀,别害怕,我动作很轻柔,可以吗?"(李某表示配合)"真乖,让我检查一下肛门皮肤。"(关门,拉好床帘)"好的,需要排尿吗?"(李某表示不需要)"我先准备用物,稍后马上进行。"

二、计划

1. **护士准备** 护士着装整洁,修剪指甲、洗手、戴口罩。

2. **用物准备** 治疗盘内备一次性灌注器或小量灌肠袋 1 个、肛管 2 根、卵圆钳、弯盘、润滑剂、棉签、卫生纸、治疗巾或一次性中单、水温计、量杯、温开水 5～10ml、手套 1 双。另备:输液架、屏风,必要时备便盆、便盆巾。

灌肠溶液:"1、2、3"溶液(50%硫酸镁 30ml、甘油 60ml、温开水 90ml),甘油或液状石蜡 50ml 加等量温开水,各种植物油 120～180ml。溶液温度:一般为 38℃。

3. **环境准备** 同大量不保留灌肠术。

4. **患者准备** 同大量不保留灌肠术。

🔵 实验步骤

1. **核对解释** 同大量不保留灌肠术。

2. **安置体位** 同大量不保留灌肠术。

3. **抽液排气** 用注洗器抽吸药液,连接肛管,排气夹管(若为小量灌肠筒,则同大量不保留灌肠术)。润滑肛管前端。

4. **插管灌液** 戴手套,一手分开臀裂显露肛门,嘱患者深呼吸,另一手将肛管轻轻插入直肠 7～10cm,小儿约 4～7cm,松钳,扶住肛管,缓缓注入液体。注毕,夹管,取下注洗器再吸取溶液,松钳后再行灌注,如此反复,直至溶液注完为止,在灌注过程中密切观察患者病情变化。若为小容量灌肠袋,袋内液面距肛门的高度应低于 30cm(图 11-12)。

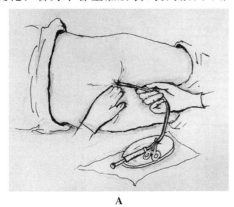
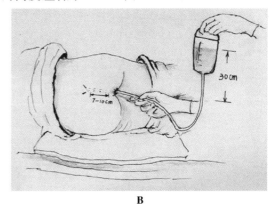

A   **B**

图 11-12 小量不保留灌肠插管灌液

5. **拔管处理** 注入温开水 5～10ml 并抬高肛管尾端,使管内溶液全部灌入,夹紧或反折肛管,拔除肛管,擦净肛门。嘱患者保留 10～20min 再排便。

6. **排便记录** 同大量不保留灌肠术。

7. **操作后指导** "现在灌肠已经结束了,请你尽量保留 10～20min 再排便,这样效果更好,平时需多喝水,多吃一些新鲜蔬菜,保持大便通畅,不要用力排便。""现在你好好休息,呼叫器放在这里,如果需要帮助请及时按铃"。

注意事项

同大量不保留灌肠术。

综合评价

同大量不保留灌肠术。

思考题

1. 尿失禁的患者能否长期留置导尿,为什么? 留置导尿的适应证有哪些,如何进行护理?
2. 如何预防导尿管相关性尿路感染?
3. 为什么尿潴留的患者实施导尿后第一次放尿不应该超过 1000ml?
4. 留置尿管的患者如何留取尿标本?
5. 比较各种灌肠术的异同点。
6. 膀胱冲洗的注意事项有哪些?

(朱铮)

第十二章 危重患者的抢救技术

学习目标

1. **能力目标** 能正确检查各抢救装置的性能,规范地为患者进行吸氧、吸痰、心肺复苏及洗胃等操作。

2. **知识目标** 能掌握危重患者抢救技术的目的、适应证、禁忌证和注意事项,掌握抢救成功的指征。

3. **情感目标** 严格无菌操作,操作时动作轻柔、关心体贴患者,注意安全。

危重患者的抢救技术是抢救成功的关键,它直接影响到患者的生命和生命质量。护理人员必须熟练掌握常用的抢救技术,如吸氧、吸痰、心肺复苏及洗胃操作等,保证抢救工作及时、准确、有效进行。

第一节 吸氧术

案例导入

黄女士,62岁,退休在家。因胸闷气急半小时来院就诊,既往有COPD病史,轮椅推入病房,神志清,精神萎软,气急明显,大汗,不能平卧,查血气分析提示PaO_2 56mmHg,$PaCO_2$ 68mmHg,医嘱予立即吸氧。护士为患者实施吸氧术。

实验目的

1. 纠正各种原因造成的缺氧状态,提高动脉血氧分压(PaO_2)和动脉血氧饱和度(SaO_2),增加动脉血氧含量(CaO_2)。

2. 促进组织的新陈代谢,维持机体生命活动。

实验程序

一、评估

1. **评估患者** 患者的年龄、病情、意识状态及治疗情况。患者的缺氧程度、血气分析结果。患者心理状况、配合程度及鼻腔状况。

2. **评估环境** 病室温度适宜、光线充足,远离火源。

3. **操作前解释** "您好,我是您的责任护士,能告诉我您的名字吗?""我叫黄某某。""黄女士,您现在感觉怎样? 根据您的疾病情况,需要给您吸氧,可以缓解您的症状,对改善您的病情有好处,我马上过来给您吸氧,希望您能配合我们。"

二、计划

1. **护士准备**　衣帽整洁,修剪指甲,洗手,戴口罩。

2. **用物准备**　管道氧气装置或氧气筒、氧气表装置,必要时备扳手。治疗盘内备治疗碗(内盛冷开水)、湿化瓶(内盛 2/3 冷开水或蒸馏水)、通气管、纱布、弯盘、鼻塞(或鼻导管、面罩等)、棉签、胶布,用氧记录单、笔等。

3. **环境准备**　病室温度适宜、光线充足,远离火源。

三、实施(以中心供氧双侧鼻导管法为例)

1. **核对解释**　携用物至患者床旁,核对患者床号、姓名并做好解释,检查用氧装置是否完好。

2. **清洁鼻腔**　检查鼻腔是否通畅,用湿棉签清洁两侧鼻腔。

3. **装表连接**　正确安装氧气表,检查氧气是否充足,关上开关。装湿化泵、湿化瓶,检查装置是否密闭。将一次性双侧鼻导管与氧气表连接。

4. **调节氧流量**　打开流量开关,根据患者病情调节流量。根据缺氧的临床表现及血气分析,来判断缺氧程度,再根据不同缺氧程度选择氧流量。轻度缺氧氧流量为 $1\sim2L/min$,中度缺氧 $2\sim4L/min$,重度缺氧 $4\sim6L/min$,小儿 $1\sim2L/min$。

5. **正确插管**　将鼻导管前端置入治疗碗的冷开水中试气,确认通畅后将鼻导管轻轻插入患者鼻腔(图 12-1)。

6. **固定**　挂吸氧管于患者双耳后,在颌下做好固定(图 12-2)。

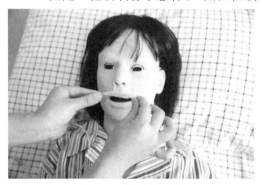 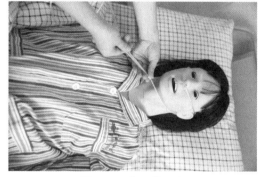

图 12-1　鼻导管插管　　　　　　　　图 12-2　鼻导管固定

7. **记录**　记录开始用氧时间、流量,交代用氧注意事项。整理用物。

8. **观察**　观察用氧后患者缺氧症状有无改善,有无氧疗副作用。

9. **操作后指导**　"黄女士,现在氧气已经给您吸上了,您有没有觉得呼吸改善一些了呢? 有些注意事项需要跟您和您的家人强调下,氧气的流量我们已经根据您的病情调节好了,您和您的家人不能随意调节;因为氧气是易燃易爆气体,所以您和您的家人都要注意安全,病室内不能吸烟,不能使用明火,也不能随意悬挂物品在氧气装置上方。""您好好休息,如果有什么不舒服,可以随时按床头铃呼叫我们。"

10. **停氧**　核对、评估患者并解释。先松开鼻导管,用纱布包住鼻导管前端并取下,擦净患者鼻腔周围皮肤。关闭流量表开关,卸湿化瓶、氧气表。协助患者卧位舒适。记录停止用氧时间,用物妥善处理。

四、综合评价

1. 操作要求　操作规范、熟练，动作轻柔。患者缺氧症状改善。

2. 实验要求　安全用氧，无呼吸道损伤及意外发生；患者了解有关用氧目的、方法、注意事项等。

3. 时间要求　8min 内完成。

注意事项

1. 注意用氧安全　切实做好"四防"，即防火、防热、防油、防震。

2. 遵守用氧规程　在使用氧气时，应先调节流量而后插管，停用时先拔出鼻塞，再关闭氧气开关。如中途改变流量，先将鼻塞移离患者鼻腔，调节流量后再使用，以免一旦开关使用错误，大量氧气突然冲入呼吸道而损伤肺组织。

3. 注意观察病情　用氧过程中观察患者缺氧状态是否改善，用氧装置是否完好。持续用氧者，氧气导管、鼻塞每日更换 1～2 次（防鼻腔分泌物阻塞鼻塞），湿化瓶内冷开水或蒸馏水每日更换。急性肺水肿时湿化瓶内用 20%～30% 乙醇溶液，具有降低肺泡内泡沫的表面张力、改善肺部气体交换、减轻缺氧症状的作用。

4. 氧气筒内氧勿用尽　压力表上至少要保留 0.5MPa（5kg/cm²），以免灰尘进入筒内，再充气时引起爆炸。

5. 存放时悬挂标志　氧气筒上分别悬挂"满"或"空"的标志，以便于及时更换，避免急用时搬错而影响抢救效果。

第二节　吸痰术

案例导入

张先生，58 岁，急性颅脑外伤致昏迷。目前，患者刚送入急诊科，护士在床边发现其喉间有明显痰鸣音，但痰液不能自行咳出，为保持患者呼吸道通畅，护士立即为其实施吸痰操作。

实验目的

1. 清除呼吸道分泌物，保持呼吸道通畅。

2. 促进呼吸功能，改善肺通气。

3. 预防并发症发生。

实验程序

一、评估

1. 评估患者　患者的病情、意识状况、年龄，有无将呼吸道分泌物排出的能力，肺部听诊的情况，口腔、鼻腔、人工气道情况，患者及其家属接受吸痰的心理反应和合作程度。

2. 评估环境　病室温度适宜、光线充足、安静。

3. **操作前解释** "您好,我是患者的责任护士,能告诉我患者的名字吗?""他叫张某某。""张先生家属您好,患者目前呼吸道有较多痰液,因处于昏迷状态无法自行咳痰,我们需要立即为其吸痰,以防窒息,吸痰的过程中,会暂时有点不舒适,但痰液吸出后能改善患者的呼吸情况,希望您能理解。""我现在就去准备下用物,马上过来吸痰。"

二、计划

1. **护士准备** 确保衣帽整洁,修剪指甲,洗手,戴口罩。

2. **用物准备** 治疗盘内盛放物品:治疗碗两个(内盛无菌生理盐水)、一次性吸痰管、弯盘、消毒纱布、无菌血管钳或镊子。治疗盘外物品:电动吸引器或中心吸引器,溶液瓶(内盛消毒液,可消毒吸引器上连接管,置于床栏处),必要时备压舌板、张口器、舌钳、电插板等,气管切开吸痰需备气管内滴入溶液、无菌手套等。

3. **环境准备** 病室温度适宜、光线充足、安静,远离火源。

三、实施

1. **核对解释** 备齐用物至患者床前,核对床号、姓名并向患者或家属解释。

2. **调节试吸** 接通电源,打开开关,检查吸引器性能并调节负压。

(1)口鼻吸痰法:①检查患者口、鼻腔情况,取下活动性义齿。②使患者头部略转向一侧,面向操作者。③检查并打开一次性吸痰管,暴露末端,右手戴上无菌手套,取出吸痰管。左手持吸痰器连接管,右手持吸痰管进行连接,在治疗碗内试吸少量生理盐水。④左手握于吸痰管末端,右手持吸痰管前端,插入口咽部,左手大拇指控制吸引阀门,右手持吸痰管左右旋转吸净口咽部分泌物,用生理盐水冲洗吸痰管;再更换吸痰管,在患者吸气时将吸痰管插入气管10~15cm,同法吸引,将吸痰管左右旋转,从深部向上提拉,吸净气管内的分泌物,吸痰动作宜轻柔。

(2)气管切开吸痰法:①同口鼻吸痰法步骤第①~③步。②左手握于吸痰管末端,右手持吸痰管插入气管内10~15cm(图12-3),左手大拇指控制吸引阀门,边吸边左右旋转向上提拉,吸净痰液,切忌上下多次抽动,以避免损伤气管黏膜,一般单次吸引时间5~8s,最长不宜超过15s。③如痰液黏稠不易吸出,可在气管内滴入湿化液2~3ml,再用高流量氧气吸入,使湿化液形成雾状,稀释痰液,便于吸引。

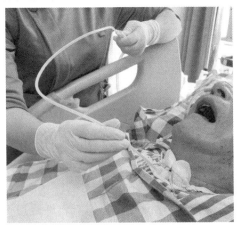

图 12-3　气管切开处吸痰

3. **冲洗吸痰管** 退出吸痰管后,用治疗碗内的生理盐水冲洗导管,以防导管阻塞。

4. **整理用物** 吸痰完毕,分离吸痰管,将其置于医疗垃圾袋中(图 12-4),吸引管插入盛有消毒液的试管中浸泡。脱出手套,拭净患者脸部分泌物。

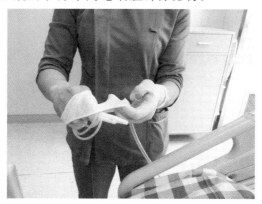

图 12-4 吸痰管处理

5. **评估** 协助患者卧位舒适,用听诊器听诊两侧肺部,整理床单位。

6. **记录** 洗手后记录痰液量、性状、颜色、肺部听诊切口及患者的呼吸情况等。吸氧患者调整氧流量。

7. **操作后指导** "张先生家属您好,刚刚吸痰后患者的呼吸情况有所改善,平时要尽量多协助他翻身,也可以帮助他叩背,利于痰液的松动而易于排出。"

四、综合评价

1. **操作要求** 动作规范、轻柔,严格无菌操作。

2. **实验要求** 患者安全,呼吸道未发生机械性损伤;患者气道通畅,呼吸功能改善,缺氧缓解,痛苦减轻。

3. **时间要求** 10min 内完成。

注意事项

1. **负压适宜** 吸引器负压不可过大,一般成人 300～400mmHg(40.0～53.3kPa);儿童 250～300mmHg(<40.0kPa)。

2. **动作轻柔** 避免呼吸道黏膜损伤,送入吸痰管时不带负压,抽吸时不可将导管上下来回移动或固定一处不动。

3. **严密观察** 吸痰过程中注意观察患者的反应,如面色、呼吸、心率、血压,以及吸出液的量、性状和颜色,吸痰后再次评估患者的呼吸情况。

4. **严格无菌** 气管切开患者吸痰严格按无菌操作进行,吸痰管、手套必须每次更换。先吸气管切开处,如有需要再吸口鼻处。缺氧患者吸痰前后可加大氧流量或用呼吸气囊加 100%氧气加压呼吸。吸痰用物应每日更换一次。

5. **及时倾倒** 及时倾倒痰液,贮液瓶内不宜超过 2/3 溶液。

6. **特殊情况** 如自口腔吸痰有困难,可由鼻腔插入,脑脊液漏的患者禁止吸痰。

第三节　心肺复苏术

案例导入

李先生,51 岁,公司经理。因胸骨后疼痛反复发作收治入院,医嘱予心电监护。责任护士在巡视过程中发现心电监护仪提示为室颤,患者意识丧失、呼吸骤停,护士马上为其实施抢救。

实验目的

1. 建立患者的循环、呼吸功能,尽快恢复心跳、呼吸。
2. 保证重要脏器的血液供应。

实验程序

一、评估

1. 评估环境　确认环境安全。

2. 评估患者　评估患者意识及大动脉搏动情况。

(1)意识:轻拍患者双肩并大声呼唤,观察有无反应,如确无反应,说明患者意识丧失。

(2)循环体征:主要判断大动脉搏动是否消失,常选用颈动脉和股动脉。颈动脉位于气管和胸锁乳突肌之间,判断时用示指、中指指尖先触及气管正中(男性可先触及喉结),后滑向近侧颈外侧气管与肌群之间的沟内,触摸有无搏动。因颈动脉位置表浅,颈部易暴露,一般作为判断的首选部位,触摸颈动脉的时间一般不少于 5s,不超过 10s。

(3)呼吸:应在保持气道开放的情况下进行判断。施救者可以在搭颈动脉搏动的同时,头侧向患者胸部,用眼睛观察患者胸腹部有无起伏,耳朵贴近患者的口鼻部,听有无气流声,面部感觉有无呼吸道气体的逸出。如无气流声、无胸腹部起伏或气体逸出,说明呼吸停止。

3. 操作前解释　"李先生,您怎么了? 您能听见我说话吗? 快醒醒,快醒醒⋯⋯"患者无意识,立即按床头呼叫器,"患者意识丧失,赶快通知医生,推抢救车、除颤仪。"

二、计划

1. 护士准备　确保衣帽整洁,洗手。

2. 用物准备　备治疗盘,内放血压计、听诊器、手电筒、纱布数块,必要时备心脏按压板、脚踏板。

三、实施

1. 确认环境安全

2. 呼救/启动 EMS 系统　拍肩并大声呼唤患者,判断有无意识。高声呼救,通知相关人员准备抢救车及除颤仪。检查是否有呼吸及颈动脉搏动(同时进行,仅限医务人员)(图 12-5)。

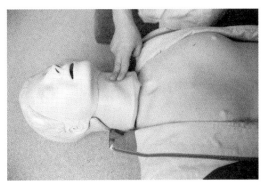

图 12-5　检查颈动脉搏动

3. 安置体位　拉上床帘,掀开被子,去枕,将患者仰卧于硬板床上,如为软床,在其肩背下垫一心脏按压板。将患者移至近侧床缘,头、颈、躯干无扭曲,双上肢放置身体两侧,松开患者衣领和裤带。安置脚踏或跪于床上。

4. 胸外心脏按压术　如颈动脉无搏动,立即暴露胸部,进行胸外按压。

(1)心脏按压部位:按压部位在胸骨中、下 1/3 交界处,或两乳头连线中点,或剑突上两横指。

(2)按压姿势与手法:抢救者站或跪于患者一侧,左手掌根部置于患者按压部位,右手掌压在左手背上,双肘关节伸直,利用身体重量,垂直向下用力按压,而后迅速放松,反复进行(图 12-6)。放松时,抢救者手掌根部不能离开按压部位,以免造成错位,同时可避免再下压时对胸骨的"拍击"。

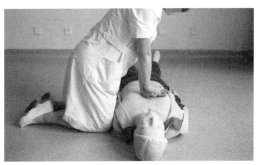

图 12-6　胸外心脏按压

(3)按压深度:成人胸骨下陷至少 5cm,但不超过 6cm。幼儿可用单手掌根部按压,使胸骨下陷 4～5cm,婴儿可用拇指或 2～3 个手指即可,按压幅度 1～2cm。

(4)按压频率:频率为 100～120 次/min,按压与放松时间要均等。按压中尽量避免中断,中断时间不超过 10s。

5. 开放气道　患者头部偏向一侧,检查有无口腔异物,及时清除口腔、气道内分泌物或异物,有活动性义齿应先取下。清除异物方法为一手固定舌前端使其勿向后倾,另一手的食指或中指缠上纱布或手帕伸入患者口腔,将异物取出。开放气道手法有:

(1)托颈压额法:抢救者一手抬起患者的颈部,另一手以小鱼肌侧下按患者前额,使其头后仰,颈部抬起。

(2)仰面抬颌法:解除舌后坠效果最佳,抢救者一手置于患者前额,手掌向后方向施力,使其头部后仰,另一手手指放在下颌骨下方,将颏部向前抬起,拉开颈部(图 12-7)。

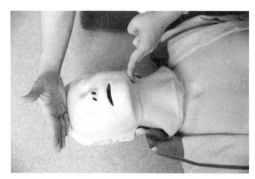

图 12-7　仰面抬颌法

（3）托下颌法：抢救者站于患者头端，将其肘部放在患者头部两侧，用双手同时将左右下颌角托起，使头后仰，同时将下颌骨前移。

6. 人工呼吸

（1）口对口呼吸：抢救者以保持患者头后仰的手的拇指和食指捏住患者鼻孔，另一手推下颌，深吸一口气，双唇包绕患者口部形成一个封闭腔，用力吹气，使患者胸廓扩张，要确保胸部升起并维持 1s，吹气毕，放开捏鼻孔的手，抢救者头稍抬起，侧转换气，注意观察胸部复原情况，同法再次吹气。呼吸频率：成人 10～12 次/min，儿童及婴幼儿 12～20 次/min，吹气量 400～600ml/次，每次人工呼吸前都必须打开气道。

（2）简易呼吸器：有条件使用简易呼吸器，有氧气情况下，调节氧流量至少 10～12L/min，一手以"C－E"手法固定面罩，另一手挤压简易呼吸器，挤压气囊 1s，每次送气 500～600ml，频率 10～12 次/min。

（3）与胸外心脏按压同时进行时，胸外心脏按压与人工呼吸之比为 30∶2，进行人工呼吸时胸外心脏按压须停止。操作中途换人时，尽量在 5s 内完成。

7. 观察心肺复苏是否有效　反复 5 个循环或胸外按压 2min 之后，应对复苏效果进行判断。若停止按压，无颈动脉搏动，应继续进行人工呼吸与胸外心脏按压。若能触及颈动脉搏动，说明心跳已经恢复。再评价呼吸是否恢复，如呼吸未恢复，或自主呼吸微弱，继续人工呼吸。需除颤应尽早实施除颤，除颤结束后继续心肺复苏。

8. 复苏成功　复苏成功后，看抢救时间并说出，安慰患者，予以人文关怀。

9. 操作后指导　"先生，您刚刚晕倒了，我们对您进行了抢救，您不要紧张，我们一直陪在您身边。"

10. 整理用物　协助患者取舒适卧位，予以面罩吸氧，遵医嘱进一步生命支持。

11. 洗手、记录　洗手，在特别护理记录单上记录抢救全程。

四、综合评价

1. 操作要求　动作规范、迅速。

2. 实验要求　复苏成功，患者无并发症发生，体现人文关怀，有爱伤观念。

3. 时间要求　5 个循环，2min 内完成。

🔔 注意事项

1. 分秒必争　就地抢救，避免因通知医生或搬动患者而延误时机。

2. 注意禁忌　注意识别胸外心脏按压禁忌证：胸廓严重畸形、广泛性肋骨骨折、心脏外伤、血气胸、心包填塞等。

3. **动作轻柔**　触摸颈动脉时应轻轻按压,不能用力过大,以免颈动脉受压,妨碍头部血供。评估呼吸及触摸颈动脉时间均不超过 10s。

4. **气道通畅**　打开气道并保持通畅是心肺复苏成功的关键,在人工呼吸前应清除可能存在的分泌物或堵塞物,以免影响人工呼吸效果或将分泌物吹入肺内。

5. **适度吹气**　每次吹气量约为 600～800ml,一般不超过 1200ml,气量过大或吹气过快会使气体进入胃部引起胃膨胀。

6. **及时评估**　在抢救过程中要随时注意观察按压是否有效,按压有效指征:心跳、呼吸恢复;大动脉可扪及搏动;收缩压在 60mmHg 以上;皮肤黏膜色泽转为红润;意识逐渐恢复。昏迷变浅,可出现反射或挣扎;散大的瞳孔缩小;有尿;心电图波形改变。

第四节　洗胃术

案例导入

冯女士,38 岁,下岗工人。因家庭纠纷吞食过量安眠药,家人发现时患者已处于昏迷中,由家人急送至医院急诊室。入院时查体:意识不清,呼之不应,面色苍白,T 36.2℃,P 62 次/min,BP 95/60mmHg。医嘱予洗胃。护士为该患者实施洗胃操作。

实验目的

1. 清除胃内毒物或刺激物,减少毒物吸收。

2. 幽门梗阻患者,通过洗胃减轻胃黏膜水肿和炎症。

3. 为胃肠道手术或某些检查做准备。

实验程序

一、评估

1. **评估环境**　病室温度适宜、光线充足、安静。

2. **评估患者**　患者的生命体征、意识状态、瞳孔变化、口鼻腔黏膜情况,口中异味、有无义齿等。患者的中毒情况,包括摄入毒物的种类、剂型、浓度、量、中毒时间、途径等,以及来院前的处理措施,有无呕吐、有无洗胃禁忌等。患者的心理状态及合作程度等。

3. **操作前解释**　"患者家属您好,我是责任护士何丽,能告诉我患者的名字吗?""冯某某。""您好,您的家人冯女士现在情况比较危急,能否告诉我她吞服药物具体的名称以及大概的量,现在必须尽快给她进行洗胃,以减少药物的吸收。""插胃管和洗胃过程中,患者可能会难受,请您理解并在旁边配合我们,谢谢!"

二、计划

1. **护士准备**　确保衣帽整洁,修剪指甲,洗手,戴口罩。

2. **用物准备**

(1)治疗盘内置无菌洗胃包(内有胃管、镊子、纱布)、治疗巾、棉签、弯盘、胶布、水温计、液状石蜡、量杯,必要时备无菌压舌板、张口器、牙垫、舌钳、检验标本容器或试管、毛巾。

(2)洗胃溶液、水桶2只。

(3)全自动洗胃机。

3. **环境准备** 温度适宜、光线充足、安静。

三、实施(以全自动洗胃机洗胃法为例)

1. **核对解释** 携用物至患者床旁,核对患者信息。

2. **协助取位** 取坐位或半坐卧位;中毒较重者取左侧卧位;昏迷者取平卧位,头偏向一侧,置牙垫于上下磨牙之间,如有舌后坠用舌钳将舌拉出。

3. **物品放置合适** 弯盘放于口角旁,放置水桶。

4. **洗胃**

(1)接通电源,检查全自动洗胃机性能。

(2)润滑胃管前端,插胃管,证实在胃内后固定。

(3)将已配好的洗胃液倒入水桶中,将3根橡胶管分别与机器的药管(进液管)、胃管、污水管(出液管)相连,出液管的另一端放入空水桶中,胃管的另一端与已插好的胃管相连,调节药量流速。进液管管口必须始终浸没在洗胃液的液面下。

(4)按"手吸"键,吸出胃内容物,将吸出物及时送检。再按"自动"键,机器即开始进行自动冲洗。

(5)若发现有食物堵塞管道,水流速慢、不流或发生故障时,可交替按"手冲"和"手吸"键重复冲洗数次,直到管路通畅。再按"自动"键,直至洗出液澄清无味为止。

(6)洗胃完毕,反折胃管拔出。

(7)协助患者卧位舒适,必要时更衣,整理床单位。

(8)将药管、胃管和污水管同时放入清水中,按"清洗"键清洗各管腔,清洗毕,将各管子取出,待机器内水完全排尽后,按"停机"键。

(9)清理用物,洗手,记录。

5. **操作后指导** "冯女士家属您好,目前我们已经对冯女士进行了洗胃,接下来还需要接受进一步的治疗,希望您能配合治疗,如她苏醒过来,也请您好好安慰她,我们一直都在的,有什么需要请及时告诉我们。"

四、综合评价

1. **操作要求** 操作规范,动作轻柔。

2. **实验要求** 患者能配合操作,无误吸、损伤及并发症发生;胃内毒物得到最大程度清除,中毒症状得以缓解和控制。

ⓐ 注意事项

1. **及早洗胃** 急性中毒患者应尽早催吐,必要时洗胃。如毒物不明,应留首次胃液送检,并用生理盐水洗胃,待毒物性质明确后再采用合适的洗胃溶液。

2. **掌握禁忌** 强酸、强碱等腐蚀性物质中毒时禁止洗胃,以免造成穿孔。可给予牛奶、豆浆以保护胃黏膜。近期有上消化道出血、上消化道溃疡、胃癌、食道阻塞、肝硬化及食道—胃底静脉曲张、胸主动脉瘤患者禁忌洗胃。

3. **出入量平衡** 每次灌入量和洗出量应基本相等。灌入量以 300～500ml 为宜。过多易致胃容量增大,引起急性胃扩张,如胃内压明显大于十二指肠内压,促使胃内容物进入十二指肠,加速毒物的吸收;可引起液体反流,导致呛咳、误吸或窒息;可刺激迷走神经兴奋致反射性心脏骤停。过少则洗胃液无法与胃内容物充分混合,不利于彻底洗胃,延长洗胃时间。

4. **密切观察** 洗胃过程中,应随时观察洗出液的颜色、性质、气味、量及患者面色、脉搏、呼吸和血压的变化,如患者感到腹痛,伴洗出血性液体或出现休克现象应立即停止洗胃,与医生共同采取相应的急救措施。

5. **幽门梗阻者的处理** 幽门梗阻患者的洗胃时间在餐后 4～6h 或睡前进行,记录胃内潴留量,以了解梗阻情况,供补液参考。

6. **加强心理护理** 有自杀倾向的患者,要做好心理护理及安全防范工作,防止再次发生意外。

思考题

1. 给氧的方法有哪些?
2. 如何确保安全用氧?
3. 吸痰适用于哪些患者?
4. 常见急性中毒的洗胃溶液和禁忌药物有哪些?
5. 如何判断心肺复苏是否成功?

（屠乐微）

第十三章 标本采集技术

学习目标

1. 能力目标 能熟练、规范、正确地进行各类标本采集技术。
2. 知识目标 能阐述各标本采集技术的方法、目的及注意事项。
3. 情感目标 严格遵守无菌操作原则,做好三查七对工作,防止差错的发生。操作中做到解释合理、态度认真、尊重和体贴患者。

标本的检验结果可以反映患者机体功能状况、病理变化和治疗护理效果,护士应正确掌握各种标本采集的方法,保证检验结果的准确性,有利于疾病的诊断、治疗措施的制定及预后的判断。

第一节 痰标本采集术

案例导入

张先生,52 岁,医院员工。有吸烟史 30 年,近 2 周出现不明原因咳嗽咳痰,痰中带血。医嘱:查常规痰标本,护士接到医嘱后准备与患者沟通并留取常规痰标本。

实验目的

1. 常规痰标本 检查痰液的一般性状,涂片经特殊染色检查细胞、细菌及虫卵等。
2. 痰培养标本 检查痰液中的致病菌,确定病菌的类型并做药物敏感试验,以指导临床用药。
3. 24h 痰标本 检查 24h 痰液的量,并观察痰液的性状,协助诊断或做浓集结核杆菌检查。

实验程序

一、评估

1. 评估环境 病室环境安静、光线充足、温度适宜。
2. 评估患者 患者的年龄、病情、治疗情况、心理状态及合作程度。
3. 操作前解释 "您好,我是您的责任护士,能告诉我您的名字吗?""我叫张某某。""张先生您好,由于您目前有咳嗽、咳痰情况,为了进一步了解您的病情,一会需要留取您的痰液进行检查,请您先漱口,但不要吃东西,我去准备用物,马上过来。"

二、计划

1. 护士准备 确保衣帽整洁,修剪指甲,洗手,戴口罩。

2. 用物准备　检验申请单、标签或条形码、医用手套、手消毒液、生活垃圾桶、医用垃圾桶等,根据检验目的不同另备:

(1)常规痰标本:集痰盒。

(2)痰培养标本:无菌容器及漱口溶液 200ml。

(3)24h 痰标本:广口集痰器、防腐剂。

(4)无法咳痰或不合作者:一次性集痰器、电动吸引器、吸痰管、生理盐水、手套等。如收集痰培养标本需备无菌用物。

3. 患者准备　能理解痰液标本采集的目的、方法、注意事项和配合要点。

4. 环境准备　病室环境安静、光线充足、温度适宜。

三、实施

1. 准备容器　核对医嘱,将检验申请单标签(或条形码)贴在痰标本容器或集痰器上。24h 标本容器内应先加少量水,注明留取痰液的起止时间。

2. 核对解释　携用物至床旁,核对患者信息,向患者和家属解释留取痰液的目的及配合方法。

3. 采集痰标本

(1)常规痰标本:①能自行留取痰液的患者,请患者晨起未进食前先漱口,去除口腔中杂质,经深呼吸数次后用力咳出气管深处的痰液,盛于集痰盒内,盖好痰盒。如患者痰液不易咳出,可在进行雾化吸入后采集痰液标本。②无法咳痰或不合作的患者,协助患者取适当的体位,扣背后以吸痰方式留取标本。

(2)痰培养标本:①能自行留取痰液患者,请患者晨起未进食前先用复方硼酸溶液漱口,再用清水漱口,深呼吸数次后用力咳出气管深处的痰液于无菌容器内,痰量不得少于 1ml(表13-1)。②无法咳痰或不合作患者,协助患者取适当卧位,以吸痰方式留取标本。操作者戴无菌手套,将无菌集痰器开口高的一端连接吸引器,开口低的一端连接吸痰管,按吸痰法将痰吸入无菌集痰器(图 13-1)内,及时加盖送检。③小儿取痰,用弯压舌板向后压舌,将无菌咽拭子探入咽部,小儿会因压舌板刺激而咳嗽,喷出的肺或气管分泌物粘在拭子上即可送检。

表 13-1　痰培养标本留取量

培养类型	留取量
细菌培养	＞1ml
真菌培养	2～5ml
分枝杆菌培养	5～10ml
寄生虫培养	3～5ml

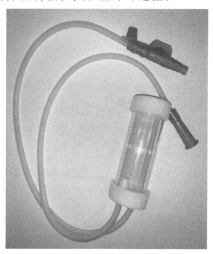

图 13-1　集痰器

(3)24h 痰标本:从晨起未进食前漱口后第一口痰液开始留取,至次日晨未进食前漱口后第一口痰液作为结束,将24h全部痰液倒入广口集痰器内。

4. 漱口　根据需要协助患者漱口或做口腔护理。

5. 观察记录　处理用物,洗手,观察并记录痰的外观和性状,记录24h痰标本总量。

6. 标本送检　及时送检标本,做好交接。

7. 操作后指导　"张先生,您做得非常好。现在已经成功收集到您的痰液了,痰液标本将送去检验。检验结果出来后我会来告知您,您有任何不适可以呼唤我们,谢谢您的配合。"

四、综合评价

1. 操作要求　留取痰标本方法正确,送检及时。

2. 实验要求　能够使患者及家属了解留取痰标本的相关知识,并愿意配合。

注意事项

1. 时间准确　收集痰液时间宜选择在清晨,因为清晨痰量较多,痰内细菌也较多。

2. 规范操作　留取各种标本时均不可将唾液、漱口水、鼻涕等混入痰液内。用于检查癌细胞时,可用95%乙醇溶液或10%甲醛溶液固定后送检。严格无菌操作,避免标本沾染而影响检验结果。

第二节　咽拭子标本采集术

案例导入

华女士,30岁,公交车司机。因发热、咳嗽伴咽痛2d入院。医嘱:咽拭子培养检查。护士接到医嘱后准备实施操作。

实验目的

从咽部或扁桃体中采取分泌物做细菌培养或病毒分离,以协助诊断。

实验程序

一、评估

1. 评估环境　病室环境安静、光线充足、温度适宜。

2. 评估患者　患者的年龄、病情、意识状态、治疗情况、心理状态及合作程度。

3. 操作前解释　"您好,我是您的责任护士,能告诉我您的名字吗?""我叫华某某。""华女士您好,根据您的症状,为了进一步了解您的病情,医生开了咽拭子检查,我需要从您的咽部采取一些分泌物,请问您两小时内有吃过东西吗?""没有。""好的,您先休息一下,我去准备用物,马上过来。"

二、计划

1. 护士准备　确保衣帽整洁,修剪指甲,洗手,戴口罩。

2. 用物准备　无菌咽拭子培养管、酒精灯、火柴或打火机、无菌生理盐水、压舌板、手电筒、检验申请单、标签或条形码、手消毒液。

3. **患者准备**　能理解咽拭子采集的目的、方法、注意事项和配合要点。

4. **环境准备**　病室环境安静、光线充足、温度适宜。

三、实施

1. **容器准备**　核对医嘱及检验申请单,将检验申请单标签(或条形码)贴于咽拭子培养管外。

2. **核对解释**　携用物至床旁,核对患者信息,向患者和家属解释留取咽拭子培养标本的目的、方法和配合要点,以取得合作。

3. **采集标本**　点燃酒精灯,打开电筒,嘱患者张口发"啊"音(必要时用压舌板),暴露咽喉,用培养管内的长棉签蘸取适量无菌生理盐水,以敏捷而轻柔的动作擦拭两侧腭弓、咽、扁桃体上的分泌物。

4. **消毒**　在酒精灯火焰上消毒试管口及塞子,将棉签插入试管中,再次烧灼试管口后塞紧试管塞子。

5. **整理记录**　按消毒隔离要求处理用物,洗手,记录咽部情况。

6. **送检标本**　标本及时送检。

7. **操作后指导**　"华女士,您做得非常好,现在已经成功地收集到您的咽部分泌物了,标本将送去检验,检验结果出来后我会来告知您。""我把呼叫器放在您的床头,您有任何不适可以呼唤我们,请好好休息。"

四、综合评价

1. **操作要求**　留取咽拭子标本方法正确,送检及时。

2. **实验要求**　能够使患者及家属了解留取咽拭子标本的相关知识,并愿意配合。

注意事项

1. **严格无菌**　采集标本方法正确,防止沾染标本。最好在应用抗生素之前采集标本。

2. **多点采样**　尽可能多点取样,以提高阳性率。动作轻柔,避免呕吐。

第三节　静脉血标本采集术

案例导入

唐女士,68 岁,家庭主妇。因持续高热 1 周入院。入院后,医嘱予以血常规、血培养检查。护士接到医嘱后准备为患者进行静脉血标本采集。

实验目的

检测血液中各种成分的异常,为临床诊断、治疗和疾病的转归提供依据。

实验程序

一、评估

1. **评估环境**　病室环境清洁、安静、光线充足、温度适宜,必要时用屏风或围帘遮挡。

2. **评估患者** 患者的病情、治疗情况、意识状态,对血液标本采集的认知程度及合作程度,有无生理因素影响,需做的检查项目准备是否充分,静脉充盈度及管壁弹性,穿刺部位的皮肤状况。

3. **操作前解释** "您好,我是您的责任护士,能告诉我您的名字吗?""我叫唐某某。""唐女士,由于您有持续发热,为了进一步了解您的病情,需要给您抽血检查。""我先看下您的静脉情况,您的静脉条件还好,您先休息一下,我去准备用物,马上过来。"

二、计划

1. **护士准备** 确保衣帽整洁,修剪指甲,洗手,戴口罩。

2. **用物准备** 检验申请单、治疗盘内备消毒液、无菌棉签、止血带、一次性垫巾、弯盘、胶布、无菌手套、一次性注射器及标本容器(抗凝管、干燥试管或血培养瓶)或备采血针及真空采血试管。采集血培养标本时需另备酒精灯和火柴(或打火机)。

3. **患者准备** 能理解静脉血标本采集的目的、方法、临床意义、注意事项和配合要点。

4. **环境准备** 病室环境清洁、安静、光线充足、温度适宜,必要时用屏风或围帘遮挡。

三、实施

1. **准备容器** 核对医嘱、检验申请单、标签(或条形码),根据申请项目选择合适的标本容器或真空采血管,将标签(或条形码)贴于容器上。

2. **核对解释** 携用物至床旁,核对患者信息,解释目的、方法和配合要点以取得合作。

3. **选择静脉** 选择合适的静脉,将一次性垫巾置于穿刺部位下。

4. **扎止血带** 在穿刺部位上方6cm以上扎止血带。

5. **消毒** 常规消毒皮肤,直径不小于5cm,嘱患者握拳。

6. **再次核对**。

7. **不同采血方法**

(1)一次性注射器采血法

1)穿刺采血。戴手套,手持一次性注射器,按静脉穿刺法穿刺静脉,见回血后抽动活塞,抽取所需血量,注意抽血速度不宜过快,以免产生大量泡沫或导致溶血。

2)两松一拔一按压。松开止血带,嘱患者松拳,用棉签轻压穿刺点,迅速拔出针头,嘱患者按压穿刺点1~2min。

3)将血液注入已选择好的标本容器。①血培养标本——注入密封瓶时,先将铝盖中心部除去,严格消毒,更换针头将血液注入瓶内,摇匀送检。②全血标本——取下针头,将血液沿管壁缓慢注入盛有抗凝剂的试管内,轻轻旋转试管,使血液和抗凝剂充分混匀,防止血液凝固。③血清标本——取下针头,将血液沿管壁缓慢注入干燥试管内,勿注入泡沫,不可摇动,避免红细胞破裂溶血。

(2)真空采血器采血法:①穿刺采血。戴手套,手持真空采血针(图13-2),按静脉穿刺法穿刺静脉,见回血后将真空采血针另一端刺入真空采血试管,利用真空试管内的负压将血液吸入试管内。②多标本采集。如需采集多管血标本,待真空采血管中压力与静脉压一致时取下试管,再插入另一真空试管。③拔针按压。当最后一只真空试管采血结束后,松开止血带,嘱患者松拳,用干棉签轻压穿刺点,迅速拔出针头,嘱患者按压1~2min,拔出与试管连接的采血针尾端。

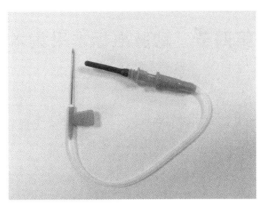

图 13-2　真空采血针

8. **整理**　再次核对患者信息,检视患者穿刺部位,协助患者取舒适卧位,整理床单位,消毒处理用物。

9. **标本送检**　洗手,记录,及时送检血标本。

10. **操作后指导**　"唐女士,现在已经成功收集到您的血液标本,标本将送去检验,检验结果出来后我会来告知您。""我把呼叫器放在您的床头,您有任何不适可以呼唤我们,请好好休息。"

四、综合评价

1. **操作要求**　操作规范,动作轻柔,体现人文关怀。

2. **实验要求**　血标本采集方法正确,送检及时;患者及家属了解采集静脉血标本的相关知识,并愿意配合。

注意事项

1. **选取合适容器**　根据不同的检验目的,选择合适的标本容器,并计算所需的采血量,一般血培养采血 5ml,亚急性细菌性心内膜炎患者,为提高细菌培养阳性率,采血 10~15ml。真空采血管封口处颜色不同表示不同的化验目的,如生化检测为红色或黄色,黄盖管采血 4ml,红盖管采血量为 3ml;血常规测定为紫色,采血量为 2ml;凝血时间测定为蓝色,采血量为 2.7ml;红细胞沉降率测定为黑色,采血量为 1.8ml。

2. **时间准确**　做生化检验需空腹 12h 抽血,应事先通知患者,避免因进食而影响检验结果。有昼夜节律性变动的指标,应定时采血,即在规定的时间段内采集标本。如口服葡萄糖耐量试验、药物血浓度监测、激素测定等应定时采血。

3. **严格无菌**　采血时应严格执行无菌技术操作,严禁从输液、输血的针头内抽取血标本,应在对侧肢体另行穿刺采血。

4. **注意先后**　需同时抽取几个项目的血标本时,抽得的血样应先注入血培养瓶,再注入抗凝管,最后注入干燥试管,动作要准确迅速。真空采血器采血时,多个组合检测项目同时采血应按下列顺序进行:血培养、无添加剂试管、凝血、枸橼酸钠管、肝素管、EDTA 管、草酸盐、氟化钠管。

5. **操作规范**　使用真空采血器采血时不可先将真空试管与采血针相连接,以免试管内负压消失影响采血。注射器抽血后应将针头取下再留取标本,以免破坏血细胞影响检验结果。

第四节 动脉血标本采集术

案例导入

李先生,42岁,建筑工人。因肋骨骨折入院,入院时呼吸急促,口唇发绀。医嘱:动脉血气分析检查。护士接到医嘱后准备为患者采集动脉血标本。

实验目的

1. 进行血液气体分析。
2. 判断患者氧合及酸碱平衡情况,为诊断、治疗、用药提供依据。
3. 做乳酸和丙酮酸测定等。

实验程序

一、评估

1. **评估环境** 病室环境清洁、安静、光线充足、温度适宜,必要时用屏风或围帘遮挡。

2. **评估患者** 患者的病情、治疗情况、心理状态、意识状态,对动脉血标本采集的认知与合作程度。穿刺部位的皮肤及动脉搏动情况。用氧或呼吸机使用情况。患者有无血液性传染疾病。有无进食热饮、洗澡、运动等。

3. **操作前解释** "您好,我是您的责任护士,能告诉我您的名字吗?""我叫李某某。""李先生您好,由于您呼吸急促,为了进一步了解您的病情,一会儿需要给您抽血检查,我先检查您腕部皮肤和血管情况。""您的皮肤状况良好,血管搏动有力,可以操作,我去准备用物,马上过来。"

二、计划

1. **护士准备** 确保衣帽整洁,修剪指甲,洗手,戴口罩。

2. **用物准备** 检验申请单、标签或条形码,治疗盘内备安尔碘、无菌棉签、弯盘、小沙袋,动脉血气针(或2ml/5ml一次性注射器及肝素适量、无菌软木塞或橡胶塞)、无菌纱布、无菌手套、一次性治疗巾。

3. **患者准备** 能理解动脉血标本采集的目的、方法、临床意义、注意事项和配合要点。

4. **环境准备** 病室环境清洁、安静、光线充足、温度适宜,必要时用屏风或围帘遮挡。

三、实施

1. **容器准备** 核对医嘱、检验申请单,将标签(或条形码)贴于标本容器(动脉血气针或一次性注射器)外侧。若使用一次性注射器,应在穿刺前先抽吸肝素0.5ml,润滑或湿润注射器管腔后弃去余液,以防血液凝固。

2. **核对解释** 携用物至床旁,核对患者信息,向患者及家属解释采动脉血标本的目的、方法和配合要点,以取得合作。根据需要为患者暂停吸氧,测量体温并记录。

3. **选择动脉** 可选择桡动脉或股动脉,协助患者取适当体位,暴露穿刺部位,将一次性垫巾置于穿刺部位下。如选股动脉须协助患者仰卧,下肢稍屈膝外展。

4. 消毒 常规消毒皮肤,消毒直径大于 5cm。戴无菌手套或消毒操作者的左手食、中两指。

5. 二次核对。

6. 穿刺采血

(1)一次性注射器采血:①用左手食指与中指摸到动脉搏动,在搏动最明显处固定动脉于两指间,右手持注射器,在两指间与动脉走向呈 45°或 90°进针,见鲜红色血液自动涌入注射器,固定不动,抽取所需血液约 2ml。②采血完毕,迅速拔出针头,用无菌纱布按压穿刺点 5～10min,必要时用沙袋压迫止血。③立即将针头斜面刺入橡胶塞(针头斜面刺入橡胶中即可),以隔绝空气,并轻轻搓动注射器使血液与肝素混匀。

(2)动脉血气针采血:①将针栓推到底部,拉到预设位置,除去护针帽,定位动脉,采血器与皮肤呈 45°～90°进针,采血针进入动脉后血液自然涌入动脉采血器(图 13-3),空气迅速经过孔石排出。②血液液面达到预设位置,孔石遇湿封闭。拔出动脉采血器,用无菌纱布按压穿刺部位 5～10min。将动脉采血器针头垂直插入橡皮塞中。③按照医院规定丢弃针头和针塞,如有需要排除气泡,螺旋拧上安全针座帽。④颠倒混匀 5 次,手搓样品管 5s 以上,保证抗凝剂完全发生作用。⑤立即送检分析,如>15min 需冰浴。

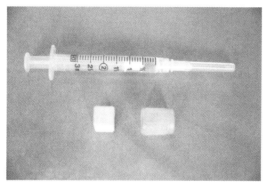

图 13-3 动脉采血器

7. 整理 取下一次性垫巾。再次核对患者信息,协助患者取舒适卧位,整理床单位,清理用物。

8. 标本送检 洗手、记录,将标本及检验单立即送验。

四、综合评价

1. 操作要求 操作规范,动作轻柔,体现人文关怀。

2. 实验要求 血标本采集方法正确,送检及时;患者及家属了解采集动脉血标本的相关知识,并愿意配合。

🔅 注意事项

1. 隔绝空气 避免血标本与空气接触。采血的注射器使用前应检查有无漏气,注射器内不可有空气,针头需连接紧密,标本采集后立即封闭针头斜面。

2. 有效止血 穿刺后局部用无菌纱布或沙袋加压止血 5～10min,对有出血倾向的患者要谨慎采动脉血做血气分析。

思考题

1. 同时采集不同种类血标本时,其先后顺序如何?
2. 采集痰液为何宜选择在清晨?

（王宪）

第十四章　尸体护理技术

学习目标

1. **能力目标**　能为死者进行尸体护理。能与死者家属进行良好的沟通交流,安慰家属。
2. **知识目标**　能复述尸体护理的目的、注意事项及临床死亡诊断标准。
3. **情感目标**　态度严肃认真,体现对死者的尊重。

临终是人必然经历的一个阶段,在人生最后的旅途中最需要的是关爱和帮助。尸体护理是对临终患者实施临终护理的最终步骤。

案例导入

吴先生,84岁,因脑干出血入院,病情危重,后经抢救无效医生宣布死亡。护士需要为逝者进行尸体护理。

实验目的

1. 保持尸体整洁、外观良好,维护逝者尊严。
2. 使尸体便于识别。
3. 安慰家属,减轻哀痛。

实验程序

一、评估

1. **评估患者及家属**　接到医生开具的死亡通知书后,再次进行核实。评估患者的诊断、治疗、抢救经过、死亡原因及时间;评估尸体的清洁度、皮肤情况、有无伤口及引流管等;评估家属对死亡的态度,必要时允许家属参与尸体护理。

2. **评估环境**　病室整洁、安静、肃穆,确认有无床帘或屏风。

3. **操作前解释**　"小吴(吴先生儿子),您好,吴老先生已经走了,我知道您现在很难过,我们也是,但请节哀顺变。一会儿我会帮他擦洗干净身体、穿戴好衣物,让吴先生走好。"

二、计划

1. **护士准备**　确保护士着装整洁,洗手、戴口罩。必要时穿隔离衣、戴手套。

2. **用物准备**

(1)治疗盘内:尸单、尸体识别卡3张、别针3枚、衣裤、弯血管钳、剪刀、不脱脂棉适量、梳子、绷带、尸袋或尸单、衣裤、鞋、袜子等。擦洗用具:脸盆、毛巾、手消毒液等。

(2)有伤口者准备敷料,必要时备屏风。

3. **环境准备**　床帘或屏风遮挡、劝慰家属暂离病房。

三、实施

1. **核对卡片** 核对医生开具的死亡通知单,填写 3 张尸体识别卡,备齐用物携至床旁。

2. **安抚家属** 劝慰家属暂时离开病房,拉上床帘或用屏风遮挡。必要时允许家属参与尸体料理。家属不在时应尽快通知。

3. **撤去治疗** 撤去一切治疗用物(如输液管、氧气管、引流管等),将床放平,尸体仰卧,头下垫枕头,防止头面部充血变色或胃内容物流出,留一大单遮盖尸体。

4. **更换敷料** 有伤口者更换敷料,如有引流管拔除则缝合伤口,再用敷料盖好包扎。

5. **填塞孔道** 用弯血管钳夹取棉球填塞口腔、鼻腔、外耳道、肛门和阴道等孔道。填塞孔道时,避免棉花外露。

6. **整理遗容** 洗脸,有假牙者代为装上,用手轻轻合上死者眼睑,不易合拢时可用热毛巾湿敷、按摩,促使眼睑闭合。合拢嘴巴,必要时用绷带托起下颌。

7. **擦洗更衣** 脱去衣裤,擦净全身,更衣梳发。

8. **系识别卡** 将第一张尸体识别卡系在死者手腕部,撤去大单。

9. **包裹尸体** 将尸单斜放在床上,先将尸单同侧包上,并且包脚,再包对侧,头端遮盖头部,在胸、腰及踝部用绷带固定,将第二张尸体识别卡系在尸体胸前尸单上,通知工友。

10. **运送尸体** 盖上大单,由病区工友移送尸体至太平间,置于停尸屉内,置第三张尸体识别卡于停尸屉外面,以便家属认领。

11. **终末处理** 终末消毒,如为传染病患者,按传染病终末消毒的方法处理。

12. **整理病历** 填写死亡通知单,在当日体温单 40～42℃用红笔纵向填写死亡时间。完成各项记录,并整理病历。

13. **办死亡手续** 通知住院处,按死亡手续办理。

14. **清点遗物** 整理、清点遗物交家属,如家属不在应由两人清点后,列出清单交护士长保管。

15. **操作后指导** "小吴,吴老先生这边已经料理好了,这是他的遗物,您看看有没有遗漏的,请节哀。"

四、综合评价

1. **操作要求** 护士操作时表情真诚,态度认真,尊重死者及其家属。

2. **实验要求** 尸体整洁、外观良好、便于辨识;死者家属对尸体护理满意。

五、注意事项

1. **遵医嘱执行** 患者经抢救无效,由医生开具死亡医嘱后,方可进行尸体护理。

2. **尽快进行** 确认患者死亡后,应尽早执行尸体护理,以防尸体僵硬。

3. **尊重逝者** 护士进行尸体护理时应严肃、认真并尊重死者生前的宗教信仰和遗愿。

4. **必要时隔离** 如为传染病患者,应按隔离技术进行尸体护理,并标记传染标识。

思考题

1. 临终护理的伦理道德原则有哪些?

2. 某患者得知自己患癌症后,变得悲伤、沉默、反应迟钝,希望亲戚朋友时刻陪在自己身边。该患者处于心理变化哪一期?该如何护理?

3. 生物学死亡期的主要表现及出现的时间是什么？

4. 尸体护理中,应如何安置体位？为什么？

5. 3张尸体识别卡分别置于何处？

（王莹）

第十五章 护理学基础情景模拟综合实验

学习目标

1. 能力目标 养成临床思维的习惯,在相应的临床情景中灵活应用各项操作技能。
2. 知识目标 能理解在不同情境中为患者实施各项操作的区别点和特殊性。
3. 情感目标 能体现爱伤观念,关心、同理患者。

【情境一 入院护理】

案例导入

李女士,70 岁,因发热 1d,伴有咳嗽、牙龈肿痛收入院。患者自诉 1d 前因受凉出现发热,体温最高达 39℃,伴有咳嗽,牙龈肿痛,胃食欲缺乏,每餐只进食少量稀饭。为进一步诊治,现门诊以发热待查收入院。患者口腔有义齿,身体虚落,需卧床休息。请问:

1. 作为病房护士,应如何接待这位新患者? 请用情境演示。
2. 作为病房护士,该如何为患者实施护理? 请结合案例,自行设计该患者最主要的护理操作。

实验目的

1. 能运用入院程序接待新患者并进行初步护理。
2. 能分析患者的病情,综合运用各项护理基本操作,如生命体征测量、口腔护理、无菌操作和卧有患者更换床单等。

实验程序

1. 教师将编写好的案例提前一周告知学生,学生以 3~4 人形成学习小组,结合前面学过的知识,根据案例的要求,讨论后进行情景编写,要求上课时上交纸质稿。
2. 剧情编写中必须包含入院接待情景及至少 2 项学过的护理操作。
3. 上课时每个小组派一位学生介绍本组案例大致的剧情,并由小组成员进行情景演示。
4. 评价指标:剧情编写的合理性占 30%,操作考核占 50%,演示过程中的人文关怀占 20%。

【情境二 转科护理】

案例导入

刘先生,55 岁,因外伤致颈部疼痛伴活动受限 5h 入院。患者 5h 前不慎被重物击中颈部,当即感颈部疼痛明显伴活动受限,送入急诊行 X 线检查示:颈 6、7 棘突骨折。入院当日骨科病房暂无空床位,患者入住普外科病房,今日由普外科转入骨科继续治疗。请问:

1. 作为普外科护士,你会选择何种转运工具将患者安全转入骨科病房?

2. 请一位同学扮演患者,一位扮演普外科护士,其余同学扮演骨科护士,用情景演示的方式再现患者转科交接。

实验目的

1. 能运用转科程序为患者实施转科交接。

2. 能综合分析患者的病情,正确使用转运工具进行转运(轮椅运送法、平车运送法)及护理操作。

实验程序

1. 教师将编写好的案例提前一周告知学生,学生以 3~4 人形成学习小组,结合前面学过的知识,根据案例的要求,讨论后进行情景编写,要求上课时上交纸质稿。

2. 剧情编写中必须包含转院(科)处理情景及至少 2 项学过的护理操作。

3. 上课时每个小组派一位学生介绍本组案例大致的剧情,并由小组成员进行演示。

4. 评价指标:剧情编写的合理性占 30%,操作考核占 50%,演示过程中的人文关怀占 20%。

【情境三 出院护理】

案例导入

王先生,26 岁,入院诊断为急性化脓性阑尾炎,术后切口已经拆线,切口无红肿、无渗液、无压痛,今医嘱予出院。请问:

1. 请用情景演示的方式再现患者出院。

2. 如何对此患者进行出院宣教?

实验目的

1. 能运用出院流程为患者实施出院护理。

2. 能综合分析患者的病情,根据患者的康复情况进行健康教育(自主学习)。

实验程序

1. 教师将编写好的案例提前一周告知学生,学生以 3~4 人的学习小组的形式,结合前面学过的知识,根据案例的要求,讨论后进行情景编写,要求上课时上交纸质稿。

2. 剧情编写中必须包含出院处理情景、相关疾病的健康宣教以及至少 2 项学过的护理操作。

3. 上课时每个小组派一位学生介绍本组案例大致的剧情,并由小组成员进行演示。

4. 评价指标:剧情编写的合理性占 30%,操作考核占 50%,演示过程中的人文关怀占 20%。

(蔡华娟)

附:评分标准

铺备用床操作考核评分标准

年级_____ 班级_____ 姓名_____ 学号_____ 得分_____

项　目	操　作　要　求	标准分	扣分
仪表要求5	仪表大方,态度和蔼,衣、帽、鞋穿戴整齐,洗手,戴口罩	5	
操作前准备5	评估床单位、环境	2	
	物品齐全,放置合理	3	
操作过程75 铺大单37	移床旁桌、椅,将用物置于椅子上或治疗车上	2	
	铺上大单,中线对齐,上、下距离合适 *	5	
	铺大单手法、步骤正确	15	
	床基平整、四角绷紧 *	15	
套被套33	被套展开正确,中线对齐,开口朝床尾	5	
	棉胎放置正确,位置合理	3	
	套被套方法、步骤正确 *	10	
	头端无虚边,被尾整齐	7	
	被筒对称,中线正,两侧齐床沿	8	
套枕套5	套枕套方法正确,四角拉出、充实、中线齐	3	
	拍松枕芯,开口背门放置	2	
操作后处理5	移回桌、椅,放置合适	2	
	用物处理妥当,洗手	3	
综合评价10	操作时间6min(每超过1min扣1分)	5	
	注意节力原则,无虚动作	2	
	动作轻、稳、熟练	3	

备注:* 为关键性指标,如不达标可酌情增加扣分。

考核老师签名:_____　　　　考核时间:　年　月　日

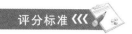

铺麻醉床操作考核评分标准

年级_____ 班级_____ 姓名_____ 学号_____ 得分_____

项　目	操　作　要　求	标准分	扣分
仪表要求 5	仪表大方,态度和蔼,衣、帽、鞋穿戴整齐,洗手,戴口罩	5	
操作前准备 5	评估床单位	2	
	操作用物、抢救物品准备齐全,放置合理	3	
操作过程 75 铺大单 37	移床旁桌、椅,将用物置于椅子上或治疗车上	2	
	铺上大单,中线对齐,上、下距离合适*	5	
	铺大单、一次性中单手法、步骤正确	15	
	床基平整、四角绷紧*	15	
套被套 33	被套展开正确,中线对齐,开口朝床尾	5	
	棉胎折叠正确,位置合理	3	
	套被套方法、步骤正确*	10	
	头端无虚边,被尾整齐	7	
	被头与床头平齐,盖被三折于一侧床边,开口向门*	8	
套枕套 5	套枕套方法正确、四角拉出、充实、中线齐	3	
	拍松枕芯,开口背门,横立于床头*	2	
操作后处理 5	移回桌、椅子放置合适,麻醉护理盘及急救物品放置妥当	2	
	用物处理妥当,洗手	3	
综合评价 10	操作时间 8min(每超过 1min 扣 1 分)	5	
	注意节力原则,无虚动作	2	
	动作轻、稳、熟练	3	

备注:*为关键性指标,如不达标可酌情增加扣分。

考核老师签名:_____ 考核时间:　年　月　日

卧有患者更换床单操作考核评分标准

年级_____ 班级_____ 姓名_____ 学号_____ 得分_____

项 目		操 作 要 求	标准分	扣分
仪表要求5		仪表大方,衣、帽、鞋穿戴整齐,洗手,戴口罩	5	
操作前准备5		评估床单位,物品齐全,放置合理	2	
		评估病情,解释沟通	3	
操作过程75	更换大单及中单38	移床旁桌、椅;将用物置于椅子上或治疗车上	2	
		拉上床帘,放平支架及近侧床栏	2	
		松被尾、移枕、协助患者翻身方法正确、安全*	6	
		观察患者背部皮肤,注意保暖	3	
		松近侧污单,卷污单至患者身下,清扫近侧床褥*	3	
		铺近侧大单、中单,大单四角平整、上下距离合适*	8	
		协助患者卧于近侧,拉上床栏*	2	
		拉下对侧床栏,松对侧污单并撤去,清扫对侧床褥	2	
		同法铺对侧床单及中单	8	
		协助患者平卧,整理衣服	2	
	更换被套及枕套37	松开被筒,从污被套内撤出棉胎置于椅子上	5	
		将清洁被套铺于污被套上,套入棉胎,撤去污被套,更换被套方法正确,头端无虚边,内外平整*	17	
		整理盖被,两侧齐床沿,被尾整齐,注意保暖	7	
		更换枕套方法正确,外观平整,拍枕芯	5	
		枕头放置位置合适,开口背门	3	
操作后处理5		移回桌、椅	2	
		用物处理妥当,洗手	3	
综合评价10		操作全过程注意与患者沟通,关心患者	3	
		注意节力原则,无虚动作	3	
		动作轻、稳、熟练	4	

备注:*为关键性指标,如不达标可酌情增加扣分。

考核老师签名:_____ 考核时间: 年 月 日

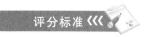

轮椅运送操作考核评分标准

年级 _____　　班级 _____　　姓名 _____　　学号 _____　　得分 _____

项　目	操　作　要　求	标准分	扣分
仪表要求 5	工作衣、帽、鞋穿戴整齐,洗手,戴口罩	5	
操作前准备 5	评估轮椅性能,物品齐全,放置合理	2	
	评估病情,解释沟通	3	
操作过程 75 — 上轮椅并运送 40	推轮椅至患者床边,轮椅位置合适并制动＊	5	
	核对患者并解释	3	
	必要时,检查并安置患者身上的导管＊	5	
	协助患者下床,方法正确	10	
	协助患者上轮椅,方法正确	10	
	整理床单位,铺暂空床	2	
	正确、安全运送至目的地	5	
操作过程 75 — 下轮椅 35	轮椅推至床旁,位置合适并制动＊	5	
	协助患者下轮椅方法正确、安全	10	
	协助患者上床方法正确、安全	10	
	安置患者舒适卧位并注意观察病情＊	10	
操作后处理 5	轮椅推至原处	2	
	用物处理妥当,洗手	3	
综合评价 10	操作全过程注意与患者沟通,关心患者	3	
	注意节力原则	3	
	动作轻、稳、熟练	4	

备注:＊为关键性指标,如不达标可酌情增加扣分。

考核老师签名:_____　　考核时间:　　年　　月　　日

平车运送操作考核评分标准

年级＿＿＿＿＿　班级＿＿＿＿＿　姓名＿＿＿＿＿　学号＿＿＿＿＿　得分＿＿＿＿＿

项　目		操　作　要　求	标准分	扣分
仪表要求5		仪表大方,态度和蔼,服装、帽鞋穿戴整齐,洗手,戴口罩	5	
操作前准备5		评估环境、平车性能	3	
		物品齐全,放置合理	2	
操作过程75	搬运患者75	移床旁桌、椅,推平车至患者床旁	5	
		核对患者并解释	5	
		安置好患者身上的导管	10	
		平车位置放置正确并制动*	10	
		搬运前患者体位摆放正确、舒适*	10	
		搬运患者方法正确、安全,配合好*	15	
		将患者轻放于平车上,协助卧位舒适	8	
		盖好盖被,做好交代	7	
		松开平车制动闸,推送患者至目的地	5	
操作后处理5		移回桌、椅	2	
		整理床单位、铺暂空床	3	
综合评价10		保护患者意识强*	5	
		注意节力原则,无虚动作	2	
		动作轻、稳、熟练	3	

备注：＊为关键性指标,如不达标可酌情增加扣分。

考核老师签名：＿＿＿＿＿＿＿＿＿　　考核时间：　年　月　日

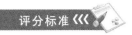

洗手操作考核评分标准

年级_____　班级_____　姓名_____　学号_____　得分_____

项　　目	操　作　要　求	标准分	扣分
仪表要求 5	仪表大方,衣、帽、鞋穿戴整齐	5	
操作前准备 5	评估环境,剪短指甲、手上无饰物及手表	3	
	物品齐全	2	
操作过程 75　湿润双手 5	打开水龙头,用流动水湿润双手	5	
接取皂液 7	接取适量洗手液涂抹双手	7	
揉搓双手 50	揉搓双手至少 15s *	10	
	仔细全面搓洗,不能忽略任何部位	5	
	按七步洗手法规范洗手,少一步扣 5 分 *	35	
冲洗双手 8	指尖朝下,用流动水彻底冲洗双手	8	
擦干双手 5	一次性擦手纸擦干双手(避免二次污染)	5	
操作后处理 5	用物处理妥当	5	
综合评价 10	操作时间 3min,不足扣 5 分	2	
	水流未溅出洗手池,未污染周边环境	3	
	动作熟练	5	

备注:＊为关键性指标,如不达标可酌情增加扣分。

考核老师签名:_____　　　考核时间:　年　月　日

149

无菌技术操作考核评分标准

年级 _____ 班级 _____ 姓名 _____ 学号 _____ 得分 _____

项　目		操　作　要　求	标准分	扣分
仪表要求 5		仪表大方、衣、帽、鞋穿戴整齐、洗手、戴口罩	5	
操作前准备 5		评估、清洁操作环境	2	
		物品齐全，放置合理	3	
操作过程 75	无菌盘 3	将清洁无菌盘置于治疗车上，用消毒小毛巾擦拭	3	
	无菌持物钳 15	打开防尘盖方法正确	3	
		无菌持物钳取放方法正确，无污染 *	6	
		无菌钳使用符合原则、不污染	6	
	无菌包 15	检查无菌包方法正确	5	
		打开无菌包方法正确，手未触及包布内面 *	3	
		取用无菌物品方法正确，未跨过无菌区	2	
		包内用物未用完按要求复合无菌包，无污染 *	3	
		注明开包时间并签名 *	2	
	无菌容器 10	开、闭无菌容器方法正确，手不可触及容器口缘	3	
		取用无菌物品方法正确，未跨越无菌区 *	5	
		用毕及时加盖	2	
	铺无菌盘 15	正确取用无菌治疗巾，未污染内面	2	
		正确打开无菌治疗巾上层，扇形折叠，开口向外 *	3	
		无菌物品放置合理，不跨越无菌区 *	5	
		边缘对齐，按要求反折 *	3	
		注明铺盘名称、时间，并签名 *	2	
	取无菌溶液 7	无菌溶液核对检查方法正确 *	2	
		倒取无菌溶液方法正确，无污染 *	3	
		开、盖瓶口方法正确，不污染	2	
	戴、脱无菌手套 10	取手套方法正确，不污染	2	
		戴手套方法正确，不污染 *	5	
		脱手套及处理方法正确	3	
操作后处理 5		用物处理正确，洗手	5	
综合评价 10		遵循无菌原则，无污染 *	5	
		动作轻、稳、准确、熟练	5	

备注：* 为关键性指标，如不达标可酌情增加扣分。

考核老师签名：_____　　　　　考核时间：　　年　　月　　日

150

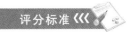

穿、脱隔离衣操作考核评分标准

年级＿＿＿＿＿＿　班级＿＿＿＿＿＿　姓名＿＿＿＿＿＿　学号＿＿＿＿＿＿　得分＿＿＿＿＿＿

项　目		操　作　要　求	标准分	扣分
仪表要求5		仪表大方,衣、帽、鞋穿戴整齐	5	
操作前准备5		洗手,戴口罩、戴圆帽*	3	
		取下手表、卷袖至肘上,备齐用物,放置合理	2	
操作过程 75	取隔离衣 5	选择合适的隔离衣(口述)	2	
		取隔离衣方法正确	3	
	穿隔离衣 35	穿隔离衣方法、步骤正确*	10	
		系领口不污染	5	
		后襟对齐、系腰带方法正确*	10	
		穿时不污染工作服*	10	
	脱隔离衣 35	松腰带方法正确	3	
		卷袖至肘上	2	
		刷手时间、方法正确*	10	
		松领口方法正确,不污染	5	
		脱隔离衣步骤正确,未污染手臂*	10	
		折隔离衣方法正确、挂衣钩方法正确	3	
		脱时不污染工作服*	2	
操作后处理5		按要求整理用物,无污染	2	
		洗手、取下口罩,正确处理	3	
综合评价10		穿、脱准确、熟练(时间3min)	5	
		遵守隔离原则,做好自身防护*	5	

备注:*为关键性指标,如不达标可酌情增加扣分。

考核老师签名:＿＿＿＿＿＿＿＿＿　　考核时间:　　年　　月　　日

测量生命体征操作考核评分标准

年级 _____ 班级 _____ 姓名 _____ 学号 _____ 得分 _____

项 目		要 求	标准分	扣分
仪表要求5		仪表大方,态度和蔼,衣、帽、鞋穿戴整齐,洗手,戴口罩	5	
操作前准备5		评估环境,物品齐全,放置合理	3	
		评估病情,充分解释沟通	2	
操作过程75	体温测量20	体温测量方法、时间、部位正确*	10	
		读表方法正确,体温表用后妥善放置	10	
	脉搏呼吸测量20	脉搏测量部位、方法、时间、结果正确*	10	
		呼吸测量部位、方法、时间、结果正确*	10	
	血压测量35	患者体位正确,血压计、听诊器胸件放置合理	10	
		缠袖带符合要求,打气、放气平稳*	15	
		测量结果正确*	10	
操作后处理5		整理患者床单位	2	
		正确处理用物,记录测量值,洗手	3	
综合评价10		关心、尊重患者,与患者沟通良好,体现人文关怀	5	
		动作准确、熟练	5	

备注:* 为关键性指标,如不达标可酌情增加扣分。

考核老师签名:_____ 考核时间: 年 月 日

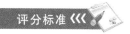

口腔护理操作考核评分标准

年级_____ 班级_____ 姓名_____ 学号_____ 得分_____

项　目		操　作　要　求	标准分	扣分
仪表要求5		工作衣、帽、鞋穿戴整齐,洗手,戴口罩	5	
操作前准备5		评估病情及口腔情况	2	
		物品齐全,放置合理	3	
操作过程75	体位准备8	携用物至床旁,正确核对信息,向患者解释	3	
		协助患者取合适卧位,头偏向一侧	3	
		颌下铺巾、置弯盘	2	
	观察口腔12	正确准备漱口液,清点棉球数量＊	5	
		湿润口唇方法正确	2	
		评估、检查口腔及黏膜情况	5	
	擦洗口腔55	协助漱口(昏迷者严禁＊)	3	
		使用压舌板方法正确	4	
		夹取棉球方法正确	8	
		拧干棉球方法正确	5	
		擦洗方法正确,未发生血管钳磕碰牙齿＊	13	
		擦洗顺序正确＊	10	
		确认棉球数量＊	3	
		正确协助漱口(昏迷者严禁＊)	3	
		擦净面部	2	
		观察口腔情况并正确处理疾患＊	4	
操作后处理5		撤去弯盘和治疗巾	1	
		协助患者取合适卧位	1	
		整理床单位,做好操作后指导	2	
		洗手、记录	1	
综合评价10		操作时间5min	5	
		关心、爱护患者,注意与患者沟通	3	
		动作轻柔、节力、熟练	2	

备注:＊为关键性指标,如不达标可酌情增加扣分。

考核老师签名:_____   考核时间:　　年　　月　　日

153

头发护理(床上洗头)操作考核评分标准

年级_____　班级_____　姓名_____　学号_____　得分_____

项　目		操　作　要　求	标准分	扣分
仪表要求5		工作衣、帽、鞋穿戴整齐,洗手,戴口罩	5	
操作前准备5		评估病情、头部皮肤及头发情况	2	
		物品齐全,放置合理	3	
操作过程75	洗发前准备24	携用物至床旁,正确核对信息,向患者解释	2	
		关门窗、调节室温、拉床帘	2	
		移开床旁桌椅	2	
		铺单于患者头肩下	4	
		松衣领内折	2	
		仰卧,枕置于肩下＊	5	
		洗头车或马蹄形垫位置放置正确	4	
		棉球塞于两耳,纱布遮盖双眼	3	
	洗发32	松开头发	2	
		试温,湿润头发＊	7	
		搓洗头发及头皮,揉搓顺序正确＊	15	
		冲洗彻底	8	
	干发19	擦净面部	3	
		取眼部纱布和耳内棉球＊	2	
		毛巾包裹头部,撤橡胶中单,取合适卧位	5	
		擦干或吹干头发	5	
		梳理头发	4	
操作后处理5		整理床单位,做好操作后指导	2	
		开窗通风,整理用物	2	
		洗手、记录	1	
综合评价10		操作时间15min	5	
		关心、爱护患者,注意与患者沟通	3	
		动作轻柔、节力、熟练	2	

备注:＊为关键性指标,如不达标可酌情增加扣分。

考核老师签名:_____　　　考核时间:　　年　　月　　日

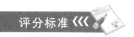

床上擦浴操作考核评分标准

年级 _____ 班级 _____ 姓名 _____ 学号 _____ 得分 _____

项 目		要 求	标准分	扣分
仪表要求 5		工作衣、帽、鞋穿戴整齐，洗手，戴口罩	5	
操作前准备 5		评估病情及皮肤情况	2	
		物品齐全，放置合理	3	
操作过程 75	擦浴前 13	携用物至床旁，正确核对信息，向患者解释	2	
		关门窗、调节室温、拉床帘	2	
		移开床旁桌椅	1	
		注意保暖和隐私保护	2	
		松被盖	2	
		水量、水温适宜	4	
	擦浴 56	松衣领内折	2	
		擦洗面部	3	
		垫大毛巾方法正确	2	
		擦洗顺序正确＊	10	
		擦洗手法、次数正确＊	7	
		观察皮肤状况	3	
		按摩顺序及手法正确＊	7	
		翻身方法正确	4	
		擦洗会阴及足部	3	
		适时更换毛巾、用水和脸盆	3	
		穿脱衣裤方法正确＊	5	
		注意保暖和保护患者隐私	5	
		床单位保持干燥	2	
	擦浴后 6	根据情况修理指甲、更换床单位	3	
		梳头	3	
操作后处理 5		整理床单位，做好操作后指导	2	
		开窗通风，整理用物	2	
		洗手、记录	1	
综合评价 10		操作时间 15min	5	
		关心、爱护患者，注意与患者沟通	3	
		动作轻柔、节力、熟练	2	

备注：＊为关键性指标，如不达标可酌情增加扣分。

考核老师签名：_____   考核时间： 年 月 日

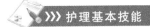

预防压疮护理操作考核评分标准

年级_____ 班级_____ 姓名_____ 学号_____ 得分_____

项 目		操 作 要 求	标准分	扣分
仪表要求5		工作衣、帽、鞋穿戴整齐,洗手,戴口罩	5	
操作前准备5		评估病情,判断局部受压程度	2	
		物品齐全,放置合理	3	
操作过程75	擦洗27	携用物至床旁,正确核对信息,向患者解释	3	
		关门窗、调节室温、拉床帘	2	
		卧位舒适、注意保暖	8	
		擦洗顺序正确 *	7	
		擦洗手法正确、轻柔 *	7	
	观察8	观察皮肤部位、方法正确	8	
	按摩40	背部按摩顺序、手法、时间正确 *	19	
		按摩脊柱方法正确 *	7	
		按摩其他受压部位方法正确	5	
		按摩后轻叩背部(3min)	5	
		询问、倾听患者主诉	2	
		根据情况更换衣物	2	
操作后处理5		整理床铺、卧位舒适,根据情况采取减压措施	3	
		洗手、记录	2	
综合评价10		操作时间15min	5	
		关心、爱护患者,注意与患者沟通	3	
		动作轻柔、节力、熟练	2	

备注:* 为关键性指标,如不达标可酌情增加扣分。

考核老师签名:_____   考核时间: 年   月   日

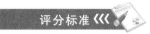

会阴护理操作考核评分标准

年级＿＿＿＿＿　班级＿＿＿＿＿　姓名＿＿＿＿＿　学号＿＿＿＿＿　得分＿＿＿＿＿

项　目		操　作　要　求	标准分	扣分
仪表要求 5		工作衣、帽、鞋穿戴整齐,洗手,戴口罩	5	
操作前准备 5		评估病情及会阴清洁情况	2	
		物品齐全,放置合理	3	
操作过程 75	擦(冲)洗前 21	携用物至床旁,正确核对信息,充分解释	3	
		关门窗、调节室温、拉床帘	3	
		协助取仰卧位,屈膝略外展,暴露会阴＊	6	
		脱去患者对侧裤腿并盖于近腿上,再盖浴巾	5	
		臀下垫一次性中单方法正确	4	
	擦(冲)洗 40	夹取消毒液棉球方法正确	6	
		擦(冲)洗顺序正确＊	8	
		擦(冲)洗方法正确＊	8	
		擦(冲)洗次数正确＊	8	
		水温适宜	5	
		注意保护患者隐私	5	
	观察 8	观察会阴部状况	5	
		观察周围皮肤状况	3	
	擦(冲)洗后 6	撤去一次性中单和(或)便盆方法正确	3	
		根据情况更换衣物	3	
操作后处理 5		整理床单位,协助患者取舒适卧位	2	
		整理用物,开窗通风	2	
		洗手、记录	1	
综合评价 10		操作时间 5min	5	
		关心、爱护患者,注意与患者沟通	3	
		动作轻柔、节力、熟练	2	

备注:＊为关键性指标,如不达标可酌情增加扣分。

考核老师签名:＿＿＿＿＿＿＿＿＿　　考核时间:　　年　　月　　日

卧床患者更换卧位术操作考核评分标准

年级_____ 班级_____ 姓名_____ 学号_____ 得分_____

项　目	操　作　要　求	标准分	扣分
仪表要求5	工作衣、帽、鞋穿戴整齐,洗手,戴口罩	5	
操作前准备5	评估患者病情、意识状态、活动能力、皮肤状况、留置管道等	5	
操作过程75	正确核对信息、充分解释	5	
	妥善安置管道,保证安全*	15	
	正确安置体位,保证安全*	15	
	正确移动患者,注意观察*	15	
	正确翻身侧卧,检查皮肤,注意保暖*	15	
	正确垫软枕	10	
操作后处理5	整理床单位,记录	2	
	做好交接班	3	
综合评价10	关心爱护患者,沟通良好	5	
	操作熟练,动作轻柔、节力	5	

备注:＊为关键性指标,如不达标可酌情增加扣分。

考核老师签名:_____　　　　考核时间:　　年　　月　　日

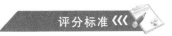

保护具操作考核评分标准

年级＿＿＿＿＿＿＿ 班级＿＿＿＿＿＿＿ 姓名＿＿＿＿＿＿＿ 学号＿＿＿＿＿＿＿ 得分＿＿＿＿＿＿＿

项　目	操　作　要　求	标准分	扣分
仪表要求 5	工作衣、帽、鞋穿戴整齐,洗手,戴口罩	5	
操作前准备 5	评估患者病情、意识状态、合作能力	2	
	物品齐全,放置合理	3	
操作过程 75	正确核对、解释、签署知情同意 *	5	
	体位合理	10	
	约束肩部方法正确 *	15	
	约束膝部方法正确 *	15	
	约束腕部方法正确 *	15	
	床挡使用正确 *	15	
操作后处理 5	及时记录 *	2	
	做好交接班 *	2	
	用物处理妥当	1	
综合评价 10	关心、爱护患者,沟通良好,体现人文关怀	5	
	动作轻柔、节力、熟练	5	

备注：* 为关键性指标,如不达标可酌情增加扣分。

考核老师签名：＿＿＿＿＿＿＿＿＿＿　　考核时间：　　年　　月　　日

活动辅助器操作考核评分标准

年级_____ 班级_____ 姓名_____ 学号_____ 得分_____

项　目	要　求	标准分	扣分
仪表要求 5	工作衣、帽、鞋穿戴整齐	5	
操作前准备 5	评估患者病情、意识状态、肢体活动能力,合作程度	2	
	环境宽敞、明亮、无障碍物	2	
	备齐用物,性能良好	1	
操作过程 75	对患者做好解释,取得合作	5	
	注意保暖	5	
	指导患者正确的行走方法 * ,保证安全	20	
	随时注意意外情况的发生 *	20	
	时间合适,行走安全 *	20	
	评估活动效果,做好记录	5	
操作后处理 5	妥善安置患者	3	
	整理用物	2	
综合评价 10	关心、爱护患者,沟通良好	5	
	动作准确、熟练	5	

备注:* 为关键性指标,如不达标可酌情增加扣分。

考核老师签名:_____　　　　考核时间:　　年　　月　　日

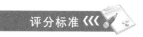

鼻饲术操作考核评分标准

年级＿＿＿＿＿　班级＿＿＿＿＿　姓名＿＿＿＿＿　学号＿＿＿＿＿　得分＿＿＿＿＿

项　目		操　作　要　求	标准分	扣分
仪表要求 5		工作衣、帽、鞋穿戴整齐,洗手,戴口罩	5	
操作前准备 5		评估患者,解释沟通,评估环境	3	
		物品齐全,放置合理	2	
操作过程 75	插胃管 38	正确核对、充分解释*	4	
		体位合适	2	
		清洁鼻腔,准备胶布	4	
		打开鼻饲包,戴内置手套,铺治疗巾,检查胃管	6	
		润滑、测量长度方法正确*	4	
		插管方法正确,深度适宜*	6	
		观察患者反应 正确处理出现的异常情况(口述)*	5	
		判断胃管在胃内方法正确*	4	
		固定牢固、美观	3	
	灌食 22	鼻饲液的量、温度正确*	4	
		注入鼻饲液方法正确,速度适宜*	6	
		注入鼻饲液前后用温开水冲管	4	
		喂毕,处理管端方法正确	3	
		正确指导患者	5	
	拔管 15	正确核对,充分解释	4	
		拔管方法正确*	6	
		清洁面部,卧位舒适,协助漱口	5	
操作后处理 5		整理床单位,用物处理妥当	2	
		脱手套,洗手,记录	3	
综合评价 10		关心、爱护患者,与患者及家属沟通良好。	5	
		动作轻柔、熟练	5	

备注:*为关键性指标,如不达标可酌情增加扣分。

考核老师签名:＿＿＿＿＿＿＿＿　　　考核时间:　　年　　月　　日

冰袋操作考核评分标准

年级_____ 班级_____ 姓名_____ 学号_____ 得分_____

项　目	操　作　要　求	标准分	扣分
仪表要求5	仪表大方,衣、帽、鞋穿戴整齐,洗手,戴口罩	5	
操作前准备5	评估病情	2	
	物品齐全,检查冰袋完整性,备冰块方法正确	3	
操作过程75	正确核对、充分解释	5	
	体位合适	15	
	放置冰袋位置正确*	20	
	放置冰袋时间合理*	20	
	正确指导患者	15	
操作后处理5	患者衣服整洁、卧位舒适	2	
	床单位整洁	2	
	用物处理妥当	1	
综合评价10	关心、爱护患者,注意与患者沟通	5	
	动作轻柔、熟练、患者无冻伤	5	

备注:* 为关键性指标,如不达标可酌情增加扣分。

考核老师签名:_____　　　考核时间:　　年　　月　　日

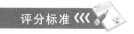

乙醇(温水)擦浴操作考核评分标准

年级_____ 班级_____ 姓名_____ 学号_____ 得分_____

项　目	要　求	标准分	扣分
仪表要求 5	仪表大方,衣、帽、鞋穿戴整齐,洗手,戴口罩	5	
操作前准备 5	评估患者情况	2	
	环境宽敞,温湿度适宜	2	
	用物准备(酒精浓度合适)*	1	
操作过程 75	正确核对,充分解释,取得合作 *	5	
	关好门窗,注意保护隐私	5	
	正确放置热水袋、冰袋 *	15	
	给患者脱衣、穿衣方法正确	15	
	擦浴部位、温度正确 *	15	
	擦浴方法正确 *	15	
	时间合适	5	
操作后处理 5	安置患者及整理用物	2	
	按时测体温,记录方法正确	3	
综合评价 10	关心、爱护患者,注意与患者沟通	5	
	动作准确、熟练	5	

备注:* 为关键性指标,如不达标可酌情增加扣分。

考核老师签名:_____　　　　考核时间:　　年　　月　　日

163

热水袋操作考核评分标准

年级_____ 班级_____ 姓名_____ 学号_____ 得分_____

项 目	操 作 要 求	标准分	扣分
仪表要求 5	仪表大方,衣、帽、鞋穿戴整齐,洗手,戴口罩	5	
操作前准备 5	评估病情	2	
	物品齐全,检查热水袋完整性,备热水袋方法正确	3	
操作过程 75	正确核对、充分解释	5	
	体位合适	5	
	放置热水袋位置正确*	21	
	放置热水袋时间合理*	22	
	观察使用效果方法得当,正确指导患者*	22	
操作后处理 5	使患者衣服整洁、卧位舒适	2	
	床单位整洁	2	
	用物处理妥当	1	
综合评价 10	关心、爱护患者,注意与患者沟通	5	
	动作轻柔、熟练、患者无烫伤	5	

备注:*为关键性指标,如不达标可酌情增加扣分。

考核老师签名:_____   考核时间: 年   月   日

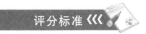

热湿敷操作考核评分标准

年级_____   班级_____   姓名_____   学号_____   得分_____

项　目	操　作　要　求	标准分	扣分
仪表要求 5	仪表大方,衣、帽、鞋穿戴整齐,洗手,戴口罩	5	
操作前准备 5	评估患者情况	2	
	物品齐全,放置合理	3	
操作过程 75	正确核对、充分解释	5	
	体位合适,暴露热敷部位 *	15	
	注意保暖	10	
	温度适宜 *	20	
	敷料大小、干湿度合适 *	15	
	热敷时间、部位正确 *	5	
	观察局部反应,正确指导患者	5	
操作后处理 5	合理安排体位、整理床单位	2	
	妥善处理用物	2	
	洗手,记录	1	
综合评价 10 分	关心、爱护患者,沟通良好	5	
	动作轻柔、熟练	5	

备注:* 为关键性指标,如不达标可酌情增加扣分。

考核老师签名:_____   考核时间:　年　月　日

165

烤灯操作考核评分标准

年级＿＿＿＿＿＿ 班级＿＿＿＿＿＿ 姓名＿＿＿＿＿＿ 学号＿＿＿＿＿＿ 得分＿＿＿＿＿＿

项 目	操 作 要 求	标准分	扣分
仪表要求5	仪表大方,衣、帽、鞋穿戴整齐,洗手,戴口罩	5	
操作前准备5	评估患者情况	2	
	物品齐全,放置合理	3	
操作过程75	正确核对、充分解释	5	
	取合适体位,暴露正确治疗部位＊	10	
	注意保护患者隐私＊	10	
	注意保暖＊	10	
	调节烤灯距离 30～50cm＊	20	
	照射时间正确 20～30min＊	20	
操作后处理5	协助患者取舒适卧位、床单位整洁	2	
	用物处理妥当	1	
	洗手,记录使用部位、时间、效果、反应	2	
综合评价10	关心、爱护患者,沟通良好	5	
	动作轻柔、熟练	5	

备注:＊为关键性指标,如不达标可酌情增加扣分。

考核老师签名:＿＿＿＿＿＿＿＿＿＿＿　　　考核时间: 年 月 日

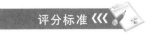

皮内注射法操作考核评分标准

年级＿＿＿＿＿＿ 班级＿＿＿＿＿＿ 姓名＿＿＿＿＿＿ 学号＿＿＿＿＿＿ 得分＿＿＿＿＿＿

项　　目		操　作　要　求	标准分	扣分
仪表要求5		仪表大方,态度和蔼,衣、帽、鞋穿戴整齐,洗手,戴口罩。	5	
操作前准备5		评估患者病情、药物过敏史、局部皮肤情况等,并做好解释	2	
		环境准备	1	
		用物齐全、符合要求,放置合理	2	
操作过程75	药液配制22	遵医嘱备药	3	
		严格执行查对制度,双人核对＊	3	
		检查药物、注射器质量	5	
		开启、消毒密封瓶或安剂的方法正确	3	
		药液抽吸方法、剂量正确＊	5	
		再次核对,整理物品,洗手	3	
	皮内注射48	携用物至患者处,核对患者床号、姓名、医嘱	5	
		选取正确部位	5	
		消毒方法正确	3	
		再次核对,排气方法正确	5	
		进针手法、角度、深度正确＊	10	
		注液方法、剂量正确,皮丘符合要求＊	10	
		拔针方法正确	5	
		再次核对、告知注意事项＊	5	
	结果判断5	皮试结果观察时间、方法正确	5	
操作后处理5		整理床单位	1	
		正确处理用物	2	
		洗手、记录	2	
综合评价10		正确执行三查七对,给药准确、有效	3	
		对患者进行正确指导,护患沟通有效	2	
		操作规范、动作熟练、无菌观念强	5	

备注:＊为关键性指标,如不达标可酌情增加扣分。

考核老师签名:＿＿＿＿＿＿＿＿　　　考核时间:　　年　　月　　日

皮下/肌内注射法操作考核评分标准

年级_____ 班级_____ 姓名_____ 学号_____ 得分_____

项 目		操 作 要 求	标准分	扣分
仪表要求5		仪表大方,态度和蔼,衣、帽、鞋穿戴整齐,洗手,戴口罩。	5	
操作前准备 5		评估患者病情、治疗情况、局部皮肤情况等,并做好解释	2	
		环境准备	1	
		用物齐全、符合要求,放置合理	2	
操作过程 75	药液配制 22	遵医嘱备药	3	
		严格执行查对制度,双人核对*	3	
		检查药物、注射器质量	5	
		开启、消毒密封瓶或安剖的方法正确	3	
		药液配制方法、剂量正确*	5	
		再次核对,整理物品,洗手	3	
	皮内注射 53	携用物至患者处,核对患者床号、姓名、医嘱	5	
		选取正确部位(协助患者体位摆放)*	8	
		消毒方法正确	5	
		再次核对,排气方法正确	5	
		进针手法、角度、深度正确*	10	
		抽回血方法正确	5	
		注液方法、剂量正确	10	
		拔针方法正确,再次核对	5	
操作后处理5		安置患者及整理床单位	1	
		正确处理用物	2	
		洗手、记录	2	
综合评价10		正确执行三查七对,给药准确、有效	3	
		对患者进行正确指导,护患沟通有效	2	
		操作规范、动作熟练、无菌观念强	5	

备注:*为关键性指标,如不达标可酌情增加扣分。

考核老师签名:_____　　　考核时间:　　年　　月　　日

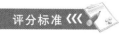

雾化吸入术操作考核评分标准

年级_____ 班级_____ 姓名_____ 学号_____ 得分_____

项　目		操　作　要　求	标准分	扣分
仪表要求 5		仪表大方,态度和蔼,衣、帽、鞋穿戴整齐,洗手,戴口罩。	5	
操作前准备 5		评估患者病情并解释	2	
		环境准备	1	
		用物齐全、放置合理,遵医嘱正确配药 *	2	
操作过程 75	组装雾化器 20	检查并连接雾化器主件与附件	5	
		加冷蒸馏水于水槽内,量及温度正确	5	
		正确稀释药液并倒入雾化罐中 *	10	
	雾化 37	携用物至患者处,核对患者床号、姓名、医嘱	5	
		协助患者取舒适卧位	5	
		正确接通电源,打开电源开关	5	
		调整定时开关至所需时间	5	
		打开雾化开关,调节雾量	5	
		正确将口含嘴(或面罩)放入患者口中	5	
		指导患者做深呼吸 *	7	
	雾化结束 18	治疗闭,取下口含嘴(或面罩)	5	
		正确关闭雾化器	5	
		擦干患者面部,协助取舒适卧位,进行健康指导	8	
操作后处理 5		整理床单位	1	
		正确处理用物	2	
		洗手、记录	2	
综合评价 10		正确执行三查七对,给药准确、有效	5	
		正确指导患者服药,与患者沟通良好	2	
		操作规范、符合要求	3	

备注:* 为关键性指标,如不达标可酌情增加扣分。

考核老师签名:_____　　　考核时间:　年　月　日

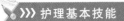

密闭式静脉输液术操作考核评分标准

年级 _____ 班级 _____ 姓名 _____ 学号 _____ 得分 _____

项 目		要 求	标准分	扣分
仪表要求 5		仪表大方,态度和蔼,衣着规范,洗手、戴口罩	5	
操作前准备 5		评估患者并进行解释,询问患者是否需要如厕	3	
		用物准备齐全,放置合理	2	
操作过程 75	药液准备 25	根据医嘱备药,严格执行三查七对,正确粘贴输液贴,双人核对 *	10	
		正确检查药液质量、输液器型号、质量 *	8	
		消毒瓶口方法正确,正确插入输液器,无污染	7	
	静脉穿刺 50	携用物至床边,核对患者、解释、取舒适体位	3	
		一次性排气成功 *	7	
		合理选择静脉 *、正确使用止血带,准备敷贴	5	
		正确消毒穿刺部位皮肤二遍,消毒范围直径>5cm *	5	
		再次核对、再次排气方法正确,嘱握拳	5	
		进针角度、深度适宜,一针见血 *	10	
		"三松"顺序正确	5	
		固定方法正确(针翼—穿刺点—软管)	5	
		输液滴速符合病情需要,再次核对 *	5	
操作后处理 5		安置患者并进行宣教、整理用物	3	
		记录输液卡,洗手	2	
综合评分 10		关心、爱护患者,沟通良好	2	
		严格无菌操作,严格执行查对制度	4	
		操作熟练,不超过 12min,(超过 1min 扣 1 分)	4	

备注:* 为关键性指标,如不达标可以酌情增加扣分。

考核老师签名:_____ 考核时间: 年 月 日

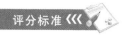

浅静脉留置术操作考核评分标准

年级 _____ 班级 _____ 姓名 _____ 学号 _____ 得分 _____

项 目		要 求	标准分	扣分
仪表要求5		仪表大方、举止端庄,衣着规范,洗手、戴口罩	5	
操作前准备5		评估患者并进行解释,询问患者是否需要如厕	3	
		用物准备齐全,放置合理	2	
操 作 过 程 75	穿刺前准备15	按静脉输液的方法检查和准备药液*	5	
		携用物至床旁,再次核对*	3	
		按静脉输液法进行一次性输液器排气,留置针连接0.9%NS针筒后排气*	4	
		戴手套,正确扎止血带,合理选择静脉,松止血带	3	
	静脉穿刺60	正确消毒皮肤两遍,范围8cm×8cm以上,自然待干*,准备敷贴:记录穿刺时间、签全名	10	
		左右旋转松动外套管,再次排气至针头处*	10	
		再次核对,扎止血带,嘱患者握拳	5	
		进针角度、深度适宜、穿刺手法正确、一针见血*	10	
		正确送入外套管和退针芯	5	
		抽回血通畅,松止血带、松拳,冲管	5	
		透明敷贴以穿刺点为中心,将白色隔离塞完全覆盖,延长管U形固定,导管接头高于导管尖端,与血管平行*	10	
		连接输液器,调节滴速,再次核对	5	
操作后处理5		安置患者并宣教、正确处理用物	3	
		脱手套、洗手、记录	2	
综合评分10		关心、爱护患者,沟通良好	2	
		严格无菌操作,严格执行查对制度	4	
		操作熟练,流程清晰,从留置开始不超过6min,(超过1分钟扣1分)	4	

备注:*为关键性指标,如不达标可以酌情增加扣分。

考核老师签名:_____ 考核时间: 年 月 日

171

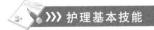

密闭式静脉输血术操作考核评分标准

年级＿＿＿＿＿＿　班级＿＿＿＿＿＿　姓名＿＿＿＿＿＿　学号＿＿＿＿＿＿　得分＿＿＿＿＿＿

项　目		要　求	标准分	扣分
仪表要求5		仪表大方,衣着规范,洗手、戴口罩	5	
操作前准备5		评估患者并进行解释,必要时协助患者大小便	3	
		用物准备齐全,放置合理	2	
操作过程75	输血前30	床边再次两人核对双签名＊、解释输血的目的、合适体位	10	
		评估患者生命体征、了解输血史及不良反应	5	
		建立静脉通路输入0.9％NS＊	15	
	输血时30	轻摇血袋后连接血袋	5	
		调节滴速,注意观察	5	
		再次核对患者身份＊	5	
		宣教注意事项及反应	10	
		15min后测生命体征,评估局部,询问反应,调整滴速	5	
	输血后15	输血结束,输注0.9％NS 5～10min	2	
		测生命体征,评估穿刺部位,询问不良反应	3	
		输血医嘱签名,记录输血反馈单	8	
		储血袋低温保存,及时送回血库	2	
操作后处理5		安置患者及整理用物,做好健康教育	3	
		洗手、记录	2	
综合评定10		关心、爱护患者,沟通良好	2	
		严格无菌操作,严格执行查对制度	4	
		操作熟练,流程清晰,不超过12min,(超过1min扣1分)	4	

备注:＊为关键性指标,如不达标可以酌情增加扣分。

考核老师签名:＿＿＿＿＿＿＿＿＿＿　　考核时间:　　年　　月　　日

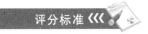

PICC 维护操作考核评分标准

年级_____ 班级_____ 姓名_____ 学号_____ 得分_____

项　目	要　求	标准分	扣分
仪表要求 5	仪表大方,态度和蔼,着装规范,洗手,戴口罩	5	
操作前准备 5	核对患者,解释维护的目的,取合适体位,注意保暖	3	
	用物准备齐全,放置合理*	2	
操作过程 75　评估 5	核对 PICC 维护记录本的信息,正确评估局部情况	5	
更换肝素帽 15	戴检查手套,取下原接头	5	
	酒精棉片导管接头消毒至少 15s、待干*	5	
	抽回血方法、脉冲式冲管、正压封管方法正确*	5	
更换敷贴 55	0°或 180°移除原敷料*	5	
	观察局部情况	5	
	清洁后,机械力顺时针—逆时针—顺时针消毒穿刺点、皮肤、导管*	10	
	皮肤自然待干*	5	
	再次核查导管刻度*	5	
	无张力粘贴、塑型导管*	15	
	U 形固定导管,S 形固定延长管	10	
操作后处理 5	告知下次维护时间、做好健康教育	3	
	安置患者及整理用物,洗手、记录	2	
综合评定 10	关心、爱护患者,沟通良好	2	
	严格无菌操作,严格执行查对制度*	4	
	操作熟练,流程清晰,不超过 12min,(超过 1min 扣 1 分)	4	

备注:*为关键性指标,如不达标可以酌情增加扣分。

考核老师签名:_____　　考核时间:　　年　　月　　日

微量注射泵、输液泵操作考核评分标准

年级_____ 班级_____ 姓名_____ 学号_____ 得分_____

项　目	要　　求	标准分	扣分
仪表要求 5	仪表大方,态度和蔼,衣着规范,洗手、戴口罩	5	
操作前准备 5	评估患者病情及合作程度,穿刺局部	3	
	用物备齐,放置合理	2	
操作过程 75	核对患者、解释、合适体位、协助患者大小便,取舒适体位	5	
	合理放置微泵(输液泵),接通电源	5	
	按密闭式静脉输液法穿刺静脉 *	15	
	微量注射泵 20　　正确固定注射器于微泵槽内,确认管路通畅 *	5	
	再次核查 *	5	
	调节速度,按"开始"键	5	
	注射完毕,按"停止"键	5	
	输液泵输液 25　　正确安装输液管	5	
	根据病情设定输液量、速度等所需参数 *	5	
	再次核查,按压"开始/停止"键输液	5	
	按压"开始/停止"键,停止输液	5	
	按压"开关"键,关闭输液泵	5	
	安置患者并进行宣教	5	
操作后处理 5	微泵或输液泵清洁消毒,存放于固定地点备用	3	
	洗手、记录	2	
综合评分 10	关心、爱护患者,沟通良好	2	
	严格无菌操作,严格执行查对制度 *	4	
	操作熟练,不超过 12min,(超过 1min 扣 1 分)	4	

备注:* 为关键性指标,如不达标可以酌情增加扣分。

考核老师签名:_____　　　　考核时间:　　年　　月　　日

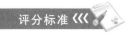

留置导尿术操作考核评分标准

年级 _____ 班级 _____ 姓名 _____ 学号 _____ 得分 _____

项 目		操 作 要 求	标准分	扣分
仪表要求 5		仪表大方,态度和蔼,服装、着装规范,洗手,戴口罩	5	
操作前准备 5		评估患者、解释沟通	2	
		物品齐全,放置合理,检查一次性物品质量	3	
操作过程 75	初次消毒 22	正确核对、解释	2	
		注意遮挡,松盖被,保护隐私	2	
		体位合适、保暖、垫治疗巾	2	
		正确打开导尿包外层,无污染	8	
		初次消毒方法正确 *	8	
	再次消毒 28	打开无菌导尿包,戴手套 *	8	
		铺洞巾方法正确	2	
		导尿管气囊试气、检查集尿袋并连接	8	
		润滑导管	2	
		再次消毒方法顺序方法正确 *	8	
	插管固定 25	插管方法准确,深度适宜,无污染 *	10	
		气囊注水正确 *	6	
		脱手套、妥善固定导尿管及集尿袋方法正确	3	
		导管标识粘贴于导尿管末端	3	
		正确指导患者	3	
操作后处理 5		观察尿液的量、性状	2	
		整理床单位,妥善安置患者,分类处理用物	1	
		洗手,记录	2	
综合评价 10		关心、爱护患者,与患者及家属沟通良好	3	
		无菌观念强	5	
		动作轻柔、熟练	2	

备注:* 为关键性指标,如不达标可酌情增加扣分。

考核老师签名:_____ 考核时间: 年 月 日

175

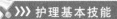

大量不保留灌肠法操作考核评分标准

年级 _____ 班级 _____ 姓名 _____ 学号 _____ 得分 _____

项　目		操　作　要　求	标准分	扣分
仪表要求5		工作衣、帽、鞋穿戴整齐,洗手、戴口罩	5	
操作前准备5		评估患者病情及肛门皮肤情况	2	
		物品齐全,放置合理(或一次性灌肠袋)	1	
		正确配置灌肠液(溶液、量、水温适宜)	2	
操作过程75	插管前27	核对手腕带、解释	5	
		取体位合适,保暖,保护隐私	4	
		垫治疗巾或一次性中单于臀下,置弯盘于臀边	3	
		戴手套、挂灌肠袋液面距肛门高度合适 *	10	
		润滑肛管前端,正确排气,连接肛管	5	
	插管26	插入深度准确,固定方法正确 *	10	
		松开调节器,流速适宜	8	
		观察病情及异常情况处理正确	8	
	拔管17	拔管方法正确,放置妥当	6	
		擦净肛门,撤去弯盘,脱手套	5	
		指导保留时间正确 *	6	
	其他5	协助排便,观察排便性质、颜色及量	5	
操作后处理5		整理床单位,妥善安置患者、开窗通风	2	
		用物处理妥当,洗手、记录	3	
综合评价10		关心、爱护患者,与患者及家属沟通良好	5	
		动作轻柔、熟练	5	

备注:* 为关键性指标,如不达标可酌情增加扣分。

考核老师签名:_____　　　考核时间:　　年　　月　　日

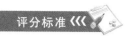

吸氧术操作考核评分标准

年级_____ 班级_____ 姓名_____ 学号_____ 得分_____

项　目		操　作　要　求	标准分	扣分
仪表要求 5		仪表大方,服装、帽鞋穿戴整齐,洗手,戴口罩	5	
操作前准备 5		评估患者,并做好核对解释。	2	
		环境准备	1	
		用物齐全、符合要求,放置合理	2	
操作过程 75	吸氧 60	检查用氧装置是否完好	5	
		携用物至患者床旁,正确核对、充分解释	5	
		检查鼻腔情况,清洁鼻腔	5	
		正确装表连接	3	
		正确调节氧气流量(包括中途调节)＊	10	
		检查吸氧管是否通畅	3	
		正确插管(插吸氧管的手法、方向正确)	5	
		固定导管正确、美观	5	
		记录用氧时间	3	
		再次评估患者	6	
		做好用氧注意事项指导＊	10	
	停止吸氧 15	正确核对、充分解释	3	
		拔吸氧管方法正确,导管妥善放置	3	
		关闭氧气顺序正确	4	
		拔管后擦净患者面部	3	
		记录停氧时间	2	
操作后处理 5		安置患者,整理床单位	2	
		用物处理	2	
		洗手、记录	1	
综合评价 10		动作轻巧、稳重、有条不紊	5	
		关爱患者、有效沟通等	2	
		操作时间 8min(超过 1min 扣 1 分)	3	

备注:＊为关键性指标,如不达标可酌情增加扣分。

考核老师签名:_____　　　　　考核时间:　　年　　月　　日

气管切开吸痰法操作考核评分标准

年级 _____ 班级 _____ 姓名 _____ 学号 _____ 得分 _____

项目		操作要求	标准分	扣分
仪表要求5		仪表大方,服装、帽鞋穿戴整齐,洗手,戴口罩	5	
操作前准备5		正确评估患者,并做好解释	2	
		环境准备	1	
		用物齐全,放置合理	2	
操作过程75	调节负压20	携用物至患者床旁,正确核对、充分解释	3	
		评估患者病情,听诊肺部情况	5	
		检查吸引装备,正确调节负压	5	
		给予纯氧吸入2min	2	
		打开无菌治疗碗,准备吸痰用生理盐水	5	
	吸痰55	打开一次性吸痰管方法正确	3	
		戴无菌手套,连接吸痰管无污染,试吸*	5	
		移开面罩	3	
		吸痰顺序正确(先气管内,再口鼻腔分泌物)	7	
		吸痰负压使用正确*	5	
		插管深度适宜,吸痰手法正确、吸尽痰液*	10	
		吸痰时间正确,每次小于15s,需再次吸引,应间隔3~5min*	5	
		每次吸痰间隔连接呼吸机或氧气面罩,纯氧吸入	3	
		正确处理痰液黏稠	5	
		观察病情和记录	3	
		正确处理用物,关闭吸引器	3	
		给予高浓度氧气,待SPO2降至正常水平后再调氧浓度至正常水平	3	
操作后处理5		安置患者,整理床单位	2	
		用物处理	1	
		洗手,正确记录	2	
综合评价10		操作动作熟练,严格无菌操作	5	
		关爱患者、有效沟通等	2	
		操作时间10min(超过1min扣1分)	3	

备注:*为关键性指标,如不达标可酌情增加扣分。

考核老师签名:_____　　　　考核时间:　　年　　月　　日

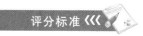

心肺复苏术操作考核评分标准

年级_____ 班级_____ 姓名_____ 学号_____ 得分_____

项目	操作要求	标准分	扣分
仪表要求 5	仪表大方,服装、帽鞋穿戴整齐,洗手,戴口罩	5	
操作前准备 5	环境准备	2	
	用物齐全、符合要求,放置合理	3	
操作过程 75 — 判断与呼救 12	环境评估、意识判断:轻拍肩部,大声呼唤患者,确定无意识	4	
	紧急呼救,启动紧急反应系统,取 AED,口述抢救时间	4	
	快速评估,观察胸廓起伏,触摸大动脉搏动,5～10s 完成,报告结果	4	
操作过程 75 — 心脏按压 33	去枕仰卧于硬质板面 双手放于两侧,身体无扭曲(口述)	2	
	解开衣领、腰带,暴露患者胸腹部	1	
	按压部位:胸骨下半段(定位准确:两乳头连线中点)＊	3	
	按压时观察患者反应	2	
	按压方法:两手掌根部重叠,手指翘起不接触胸壁;上半身前倾,两臂伸直,垂直向下用力	5	
	连续规则按压 30 次,按压频率:100～120 次/min(16～18s),节律均匀＊	10	
	按压深度:胸骨下陷 5～6cm ＊	6	
	按压中断时间小于 10s	4	
操作过程 75 — 人工呼吸 30	检查口腔,取活动性假牙,必要时清除口腔异物	2	
	开放气道方法及动作规范	5	
	使用合适的保护装置	1	
	人工吹气方法正确	5	
	潮气量 400～600ml,胸廓抬起并维持 1s,吹气时观察胸廓情况＊	10	
	按压与人工呼吸之比 30∶2	5	
	连续 5 个循环	2	
操作后处理 5	判断并报告复苏效果(口述):颈动脉恢复搏动,平均动脉血压大于 60mmHg;自主呼吸恢复;瞳孔缩小,对光反射存在,面色、口唇、甲床和皮肤色泽转红	2	
	安置患者舒适体位	2	
	用物处理,洗手、记录	1	
综合评价 10	动作轻巧、稳重、有条不紊	5	
	关爱患者,避免患者二次伤害	2	
	5 个循环在 2min 内完成	3	

备注:＊为关键性指标,如不达标可酌情增加扣分。

考核老师签名:_____ 考核时间: 年 月 日

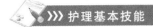

静脉血标本采集术操作考核评分标准

年级＿＿＿＿＿＿　班级＿＿＿＿＿＿　姓名＿＿＿＿＿＿　学号＿＿＿＿＿＿　得分＿＿＿＿＿＿

项　　目	操　作　要　求	标准分	扣分
仪表要求5	工作衣、帽、鞋穿戴整齐、洗手、戴口罩	5	
操作前准备5	环境准备,用物准备齐全,放置合理	2	
	患者准备(核对、评估病情、解释、合适体位)	3	
操作过程75	选静脉方法正确	10	
	正确使用止血带	5	
	正确消毒	5	
	穿刺方法正确、进针角度、深度适宜、一针见血＊	20	
	抽血方法正确＊	10	
	三松顺序正确	10	
	正确注入试管内＊	15	
操作后处理5	安置患者及整理用物	2	
	记录、洗手	3	
综合评价10	关心、爱护患者,注意与患者沟通	5	
	动作准确、熟练	5	

备注：＊为关键性指标,如不达标可酌情增加扣分。

考核老师签名：＿＿＿＿＿＿＿＿＿＿　　　考核时间：　年　　月　　日

参考文献

[1] 马小琴.护理学基础[M].北京:人民卫生出版社,2016.

[2] 姜小鹰.护理学综合实验[M].北京:人民卫生出版社,2012.

[3] 李小寒,尚少梅.护理学基础[M].北京:人民卫生出版社,2017.

[4] 高血压联盟(中国),中国医疗保健国际交流促进会高血压分会,中国高血压防治指南修订委员会,等.中国高血压防治指南(2018年修订版)[J].中国心血管杂志,2019,24(1):25.

[5] 中华糖尿病杂志指南与共识编写委员会.中国糖尿病药物注射技术指南(2016年版)[J].中华糖尿病杂志,2017(2).

[6] 浙江质控.浙江省头孢菌素类抗生素皮肤过敏试验指导意见[J].浙江省医院药事管理质控中心官网,2018.

[7] 那彦群.2014版中国泌尿外科疾病诊断治疗指南[M].北京:人民卫生出版社,2014.

[8] 胡必杰.医院感染预防与控制标准操作规程[M].上海:上海科技出版社,2010.

[9] 王惠琴.护理技术规范与风险流程[M].杭州:浙江大学出版社,2010.

[10] The Joanna Briggs Institute. Evidence Summary:Urinary Catheterization:Clinician Information,2016.

[11] 王莹,黄丽华,冯志仙,等.基于循证和德尔菲法构建导尿管维护策略的研究[J].中华护理杂志,2016,51(2):155—160.

[12] 美国心脏协会心肺复苏及心血管急救指南更新要点[J].实用心脑肺血管病杂志,2016(3):42—42.

[13] 世界卫生组织.世界卫生组织采血指南:静脉采血的最佳操作[M].日内瓦,2010.